# 新质生产力驱动下的地方医学院校医学人才培养策略研究

毛星宁　著

哈爾濱工業大學出版社

**图书在版编目（CIP）数据**

新质生产力驱动下的地方医学院校医学人才培养策略研究／毛星宁著. — 哈尔滨 ：哈尔滨工业大学出版社，2025．8．— ISBN 978-7-5767-2368-7

Ⅰ．R-4

中国国家版本馆 CIP 数据核字第 2025DF2069 号

策划编辑　闻　竹
责任编辑　张　颖
封面设计　博鑫设计
出版发行　哈尔滨工业大学出版社
社　　址　哈尔滨市南岗区复华四道街 10 号　邮编 150006
传　　真　0451-86414749
网　　址　http://hitpress. hit. edu. cn
印　　刷　哈尔滨午阳印刷有限公司
开　　本　787 mm×1 092 mm　1/16　印张 8. 75　字数 150 千字
版　　次　2025 年 8 月第 1 版　2025 年 8 月第 1 次印刷
书　　号　ISBN 978-7-5767-2368-7
定　　价　64. 00 元

---

# 前　言

新质生产力发展以创新为核心,其根本在于培育具备创新思维与跨学科能力的高素质人才。高等教育作为科技创新与人才培养的关键阵地,依托高端科研平台、国际交流资源及产学研协同体系,在推动新质生产力进程中承担着培养顶尖创新型人才的重要使命。医疗行业作为关系民生福祉的核心领域,其服务水平提升高度依赖技术革新与模式创新,这对医学人才的专业素养和创新能力提出了更高要求。面对新质生产力发展的需求,高等医学教育需主动适应行业变革,深化人才培养模式改革。应构建以服务国家创新战略为导向的教育体系,着重培养兼具人文关怀精神、科研创新能力及多学科融合视野的复合型医学人才。

地方医学院校作为医学人才培养的重要基地,正面临着前所未有的发展机遇。随着国家对区域医疗服务能力的重视,地方医学院校在满足地方医疗需求、服务社会健康方面发挥着越来越重要的作用。地方医学院校不仅承担着培养大量基层医疗人才的责任,还在提升区域医疗服务水平、促进健康中国建设中扮演着关键角色。这些院校的多数毕业生选择回到所在地区工作,成为解决地方医疗资源不足的重要力量。因此,针对地方医学院校的医学人才培养进行深入研究,探索其在新质生产力背景下的适应性与创新性,对于推动地区医疗发展、提升大众整体健康水平具有重要意义。特别是在当前健康需求日益多样化的背景下,地方医学院校应抓住这一机遇,不断提升人才培养质量。

本书主要围绕新质生产力驱动下地方医学院校医学人才培养策略进行全面探讨。第一章概述新质生产力的相关概念,并分析其对医学教育的影响;第二章聚焦地方医学院校在新质生产力发展背景下的定位与机遇,探讨如何利用当前的机遇进行自我提升与转型,确保能够适应不断变化的医疗环境和社会需求;第三至第七章集中于人才培养模式的创新、医学教学改革的深化、实践教学的强化与拓展、课程评价体系的优化及国际化的探索与实践等多个方面，力求为地方医学院校人才培养提供全面的理论支持与实践指导。通过这些章节的深入分析，希望能够为地方医学院校的改革与发展提供切实可行的方案。

本书获得广西教育科学“十四五”规划2023年度课题（2023A112）；广西教育科学“十四五”规划本科教学改革专项委托课题（2022ZJY2386）；2023年度广西高等教育本科教学改革工程项目（2023JGZ113）；2024年度广西高等教育本科教学改革工程项目（2024JGZ118）；2024年度广西新医科研究与实践项目（XYK202402）；2024年度广西高等教育本科教学改革工程项目（2024JGB158）；2022年度广西高等教育本科教学改革工程项目（2022JGZ118）；2024年度广西新医科研究与实践项目（XYK202415）；2024年度广西医科大学本科教育教学改革项目（2024XJGZ08）；2025年度广西高等教育本科教学改革工程项目（2025JGB162）的资助，在此表示感谢。

尽管本书从多个方面对新质生产力驱动下的医学人才培养进行了探讨，但由于作者水平有限，可能存在不足之处。特别是在探索新思路和新方法的过程中，可能未能全面覆盖所有相关理论与实践的细节。诚恳地希望广大读者给予批评与指正，以促使本书的进一步完善与发展。希望本书能够为地方医学院校的改革与创新提供启示，为培养符合时代需求的高素质医学人才贡献一份力量。

作　者

2025年5月

# 目　　录

# 第一章　新质生产力概述及其对医学教育的影响

## 第一节　新质生产力的定义与特征

### 一、新质生产力的定义

#### (一)新质生产力的提出及意义

新质生产力概念的提出,是对新一轮科技革命和产业变革孕育出来的生产力本质特征的精准把握,是新时代新征程我们党不断推进马克思主义中国化时代化的创新成果。

从理论层面看,新质生产力是对马克思主义生产力理论的创新和发展。生产力作为人类社会发展的根本动力,其理论构成马克思主义的重要内容,高质量发展亟需新的生产力理论指导。从“坚持创新在我国现代化建设全局中的核心地位”,到“以效率变革、动力变革促进质量变革”,再到“培育发展新质生产力的新动能”,在实践基础上的理论创新不断推进,为推动高质量发展提供了思想指导和行动遵循。新质生产力既继承马克思主义三要素理论框架,同时吸纳新一轮科技革命、产业变革与数字经济等时代特征,最终达成对马克思主义生产力理论的继承与发展。

从实践层面看,新质生产力的提出,契合了我国经济由“量”的积累转向“质”的突破的新时代生产力现状,是顺应“两个大局”相互交织和推进高质量发展的新要求。发展新质生产力,其一是推进中国式现代化的重大战略举措,有利于夯实全面建成社会主义现代化强国的物质技术基础;其二是全面贯彻新发展理念、推动高质量发展的现实需要,有利于以新技术赋能产业转型升级形成新动能;其三是适应新一轮科技革命和产业变革趋势、赢得发展主动权的时代要求,有利于推动我国科技和产业发展实现由“跟随者”向“引领者”的重大转变。当前实践表明,新质生产力已经在实践中形成并展示出对高质量发展的强劲推动力、支撑力。

### (二)新质生产力的内涵

马克思主义认为,生产劳动是人类社会存在和发展的基础。人们的生产劳动过程,必须具备三个简单的因素:劳动者的劳动、劳动资料和劳动对象。社会生产力就是具有相当生产经验和劳动技能的劳动者和他们所使用的生产资料结合起来在物质资料生产过程中所发生的力量,生产力的发展状况标志着人类社会发展水平以及人类改造和利用自然的广度和深度。

随着科学技术的不断进步,劳动者的生产技术水平持续提升,生产经验日益丰富,生产效率也随之不断提高。同时,科学技术的发展也不断推动着劳动资料和劳动对象的更新换代,特别是在生产工具方面的革新尤为显著。这些变化不仅提升了劳动工具的性能,也促使生产过程中的其他环节,如生产管理、工艺流程等发生相应调整,从而推动着生产力的发展变化。

新质生产力是由技术革命性突破、生产要素创新性配置、产业深度转型升级而催生的先进生产力质态。新质生产力以劳动者、劳动资料、劳动对象及其优化组合的跃升为基本内涵,以全要素生产率提升为核心标志,特点是创新,关键在质优,本质是先进生产力。

与传统生产力不同,新质生产力以科技创新特别是颠覆性技术和前沿技术催生新产业、新模式、新动能为基础,代表着生产力水平的跃迁,是包含新质态要素的生产力。新质生产力与传统生产力的内涵差别有以下 3 点。

#### 1. 更高素质的劳动者

在传统生产力的框架下,劳动者主要扮演着从事大量重复、机械性劳动的角色。这些劳动者往往依赖于体力或简单的操作技能来完成既定的生产任务。新质生产力的发展对劳动者的知识结构和技能水平提出了更高层次的要求。发展新质生产力既需要能够创造新型生产工具、引领世界科技前沿的战略型人才——包括在颠覆性科学认识和技术创造领域取得重大突破的顶尖科技人才,以及在基础研究和关键核心技术攻关中作出突出贡献的科技领军人才与青年科技人才;同时也需要熟练掌握新质生产资料、具备多维知识结构的应用型人才——涵盖以卓越工程师为代表的工程技术人才和以大国工匠为典型的技术工人群体。

**2. 更高科技含量的劳动资料**

劳动资料包括生产工具、基础设施和能源设施等，其中最重要的是生产工具。当前科技革命浪潮催生了大量创新科技成果，推动更智能、更高效、更低碳化且更安全可靠的新型生产工具不断涌现，具体体现为5G与卫星互联网等新一代信息通信技术装备，以及人形机器人、智能网联汽车等智能化终端设备。同时，前沿技术的深度渗透也持续赋能传统机械类劳动工具升级转型，典型案例如实现全流程无人化操作的智能工厂和高度自动化的集装箱码头等。这些新型劳动资料通过显著提升生产运行效能，为加速形成新质生产力注入了强劲动能。

**3. 更广范围的劳动对象**

当前科技和产业前沿领域的深入探索，显著丰富了劳动对象的种类和形态，拓展了生产新边界，创造了生产新空间，为发展新质生产力奠定了坚实的物质基础。例如在生物制造领域，合成生物以微生物为劳动对象，通过基因编辑等先进技术，构建出可生产特定化学品和蛋白质的细胞工厂。在数字经济时代，数据已成为核心劳动对象。以数字形式存储和流动的数据要素，经过系统收集、科学整理、深度分析、智能挖掘和高效处理后，可释放巨大的生产力提升效能。

## 二、新质生产力的特征

新质生产力是创新起主导作用，摆脱传统经济增长方式、生产力发展路径的先进生产力，具有高科技、高效能、高质量特征。

### （一）高科技

新质生产力以重大科技创新为引擎，主要依托战略性新兴产业与未来产业作为核心载体和表现形式。其中，战略性新兴产业涵盖新一代信息技术、生物技术、新能源、高端装备等领域；未来产业则包括类脑智能、量子信息、未来网络、深海空天开发等前沿方向，这些新兴产业领域均具有突出的高科技特征。新质生产力的形成过程本质上是科技创新成果向现实生产力转化的系统演进，同步实现着新产品创造、新产业催生与新价值生成的三重变革。新质生产力摆脱了要素驱动的数量型增长模式，知识技术密集、科技含量及其附加值高是其核心特征。

### （二）高效能

全要素生产率的高效能、大幅度提升是新质生产力的核心标志。在持续涌现的新技术突破与产业变革中，新质生产力通过驱动生产工具革新、生产方式转型、产业组织重构和产业形态升级，系统性激发劳动、资本、土地、科技、金融、人才、管理、信息、数据等各类生产要素的内在潜能，促进生产要素在更大范围内的自由流动、深度组合、协同开发、融合创新与动态优化，由此引起生产函数结构性变迁与生产关系适应性重构，驱动传统产业高端化、智能化、绿色化转型升级，系统探索生产要素投入集约化、资源配置最优化、环境资源成本最小化、经济社会效益最大化的高效能发展路径。

### （三）高质量

强调“质的提升”的新质生产力，能够达成新供给与新需求的高水平动态平衡，是一种更加聚焦科技创新、模式创新、场景拓展、产业协同、数字赋能和生态优先的先进生产力。因此，必须通过发展新质生产力加速推进经济结构优化与发展模式转型，依托新质生产力构建新型供给体系，持续提供更高品质、更强性能、更优可靠性、更佳安全性及更绿色环保的产品与服务，从而更有效满足市场需求，提升经济增长与社会发展的可持续性，最终形成支撑高质量发展的系统性解决方案。

## 第二节　新质生产力背景下高等教育人才培养的新使命

新质生产力的发展核心在于创新，而这一动力源自拥有创新思维和能力的高素质新质人才，新质人才对创新的引领，是推动新质生产力发展的关键驱动力。高等教育作为国家高科技创新的核心汇聚地与发源地之一，具备培育领军及顶尖创新型人才群体的独特优势，拥有高端科研实验室、国际前沿交流平台、产业链协同创新平台等综合性资源，肩负着培养高素质创新型人才的新使命，在推动新质生产力发展中具有举足轻重的作用。

### 一、更新教学模式，引领新质人才培养

在新质生产力发展背景下，传统的教学模式已不足以满足新时代对人才

的需求。传统教育往往侧重于知识的灌输和技能的训练，忽视了对学生社会责任感、创新思维、批判性思维能力、团队合作精神的培养。而在新质生产力时代，这些能力显得尤为重要。因此，高等教育应更新教学模式，从“以教为中心”向“以学为中心”转变，从以知识掌握为主的目标转向注重能力和素养的提升。

### （一）坚持“育才”与“育人”相统一

育才，意味着要培养学生在创新精神和能力、数字智能技术能力，以及运用现代技术解决复杂问题的能力等方面达到高标准。这要求高校应鼓励学生敢于质疑、勇于探索，通过设立创新实验室、开展科研项目、组织创新竞赛等形式，激发学生的创新潜能。同时，高校还需加强对学生数智技术能力的培养，包括数据分析、人工智能、云计算等前沿领域的知识和技能，以适应未来社会的需求。此外，掌握现代技术能力也是新质人才不可或缺的一部分，高校应提供丰富的实践机会和资源，帮助学生掌握最新的技术工具和应用方法。

育人，涉及培养学生的全面人格，包括他们的幸福感知能力、道德伦理观念和社会责任感。这要求教育不仅仅停留在知识和技能的传授上，还要通过人文社科教育的融入，培养学生的人文情怀和社会责任感。为此，高校应当开设丰富的通识课程，涵盖哲学、文学、历史、艺术等多个领域，以及组织多样化的文化活动及社会实践，以促进学生全面发展。同时，高校应通过心理健康教育、职业生涯规划指导等方式，帮助学生建立积极的人生态度和价值观，学会在快节奏的工作与生活中寻找和创造幸福。

### （二）实施“以学生为中心”的教学理念

首先，注重学生的个性化发展，顺应新质生产力对多样化人才的需求。教师的角色由传统的知识传授者转变为学生学习的引导者和促进者，学生成为课堂的主体。采用问题式、案例式、小组讨论等多种教学方式，让学生能够自主探索问题，强调学生的主动参与和个性化发展，鼓励学生通过探索和实践来构建知识体系。

其次，培养学生的合作意识和团队精神，契合新质生产力中合作生产模式的要求。新质生产活动往往需要多学科、多领域的合作，而传统的教学模式较少关注学生的团队合作能力。在“以学生为中心”的课堂中，教师设计需要团队协作的项目或任务,学生在完成任务的过程中,不仅要分享信息、分工合作,还要进行有效的沟通和协调。这种协作的学习过程有助于培养学生的团队精神和合作能力,为未来在实际工作中参与跨学科、跨领域的合作奠定了基础。

### (三)注重学生创新能力的培养

首先,创设培养学生创新精神和能力的环境和制度条件。通过建立完善的创新激励机制,鼓励学生积极参与创新实践。加强科研平台和资源的投入,为学生提供更多接触前沿知识和参与科研项目的机会。同时,营造包容和开放的氛围,支持学生在探索和尝试中不断提升自身的创新意识和综合能力。

其次,以培养创新型人才为培养目标,将创新思维培养、科研素养提升渗透到教学内容中,强化科研育人。开设多样化创新类和科研学术类课程,设立创新实践学分,在专业课程教学内容中融入最新的学科进展及科研成果。

第三,把创新能力纳入教学评价体系,使其成为学生综合素质评估中的重要指标。在教学评价标准中,增设学生在创新思维、问题解决、科研探索等方面的表现。同时,鼓励教师结合实际情况,对学生的创新潜力和能力发展进行个性化的评价与指导。

### (四)实施多元化的教学方法

以数字技术创新教学方法和形式,提升学生学习效果,培养学生的创新能力、自主学习能力及终身学习能力。

首先,引入人工智能技术,构建各专业课程的知识图谱,将教学内容系统化、结构化,从而帮助学生更清晰地理解整体知识框架,实现知识的融会贯通。通过结合在线教学、线上线下混合式教学和翻转课堂等多样化教学方法,人工智能技术能够分析学生的学习行为、课堂表现和知识掌握情况,为每名学生量身定制学习路径,并推荐合适的资源。教师可以实时跟踪学生的学习进展,并根据学生的个性化需求及时调整教学内容,做到因材施教。

其次,引入虚拟现实(VR)和增强现实(AR)等技术,不仅可以打破传统教学的时空限制,还能为学生提供个性化、沉浸式的学习体验。VR 技术能够将学生带入虚拟的三维环境中,使他们身临其境地参与到实验、模拟操作和情景体验中,增强了学习的互动性和实践性。AR 技术则将数字信息与现实世界相融合,为学生提供增强的学习场景,使得抽象概念更直观,复杂过程更易理解。

## 二、搭建跨学科平台，支撑新质人才培养

在新质生产力发展的背景下，新兴产业对集成创新、跨界整合以及解决复杂问题的人才需求日益增长。高等教育机构凭借其汇聚的各学科领军人物、前沿实验室设施以及与产业链的紧密合作平台等多重优势，应当积极作为，整合多学科资源，构建跨学科科研平台，加强与企业的合作，回应新质生产力发展对高素质复合型人才的需求。

### （一）整合多学科资源

深入推进新工科、新医科、新农科和新文科建设，打破传统学科间的壁垒，促进各学科资源的整合与协作，从而构建起资源共享、成果共惠的新发展格局，培养具有跨学科能力的复合型人才。

具体而言，高校应开设交叉学科、前沿学科及创新课程，推动知识体系的交叉融合，帮助学生突破单一学科的局限性，拓展他们的知识广度与深度。在此基础上，积极探索跨学科的培养模式，通过引入不同学科的基础知识和核心方法，为学生提供更加全面的知识框架。这种跨学科培养不仅有助于拓宽学生的专业视野，还将强化其批判性思维、综合应用能力。

### （二）构建跨学科科研平台

通过将多个学科的专家、研究人员和学生汇聚在同一平台上，开展联合攻关，推动科学研究从单一视角向多维度转变。这种协同模式可以更有效地解决复杂技术和社会问题，促进科研成果的快速转化。

此外，在跨学科科研平台开展综合性实验、项目式研究等，可以培养学生的综合创新能力和团队协作能力。学生在项目研究中获得的跨领域实战经验，使其具备多学科背景和解决复杂问题的综合素质，从而提升其在复杂环境中运用不同领域技能的能力。

### （三）加强校企合作

高校要加强与经济社会发展以及行业、产业需求的对接，建立与企业和科研院所的长期可持续合作关系，深化校企协同融合发展，积极构建产学研深度融合的人才培养协同机制。

首先,深入了解行业最新发展动态与技术需求是优化人才培养模式的基础。高校应通过定期开展行业调研、座谈会及专家讲座等,及时调整课程设置和更新教学内容,确保引入行业最新发展成果,进而使人才培养目标与行业需求保持一致。

其次,与企业联合开展科研项目是推动技术创新与成果转化的重要途径。依托企业的研发平台,师生团队能够在真实的工作环境中进行科学研究,解决实际问题。这不仅提升了科研的实用性和针对性,还有助于促进研究成果的迅速转化,推动相关技术的应用与发展。在这一过程中,学生也能够不断提升科研能力和创新思维。

第三,推动产教融合,充分发挥产业教授和导师的作用,是提升学生实践创新能力的关键。产业教授和导师通常具有丰富的行业经验和专业技能,能够为学生提供宝贵的实习指导和职业发展建议。同时,高校应积极利用企业的高水平实习实训基地,为学生提供更多的实践机会,使其能够在真实的工作环境中锻炼技能,从而提高学生的能力与产业需求的适配度。

## 三、强化师资队伍,助力新质人才培养

高校教师在培养未来新质人才和推动科技创新方面发挥着重要作用,是促进新质生产力发展的中坚力量。为此,高校应采取一系列措施,包括强化师资培训、优化师资结构以及改革人才评价体系等,以构建一支高素质、高水平的教师队伍,从而夯实新质人才培养的基础。

### (一)强化师资培训

首先,加强教师队伍的师德师风建设。高校教师是未来新质人才的引路人,肩负着传递家国情怀、培养具有高度社会责任感的新质人才的重要使命。高校通过举办师德师风专题讲座、开展师德师风考核、选树师德师风模范等举措,弘扬教育家精神,营造风清气正的育人环境,激发教师培养品质高尚新质人才的责任担当。

其次,加强教师的教学能力提升。高校应定期组织教学研讨会,实施个性化的教师培训计划,以更新教师的教学理念和方法,进一步提升教师在现代信息技术,特别是人工智能和大数据等前沿技术的运用能力。同时,高校还应鼓励教师积极开展教育教学改革研究,促进教学的持续改进和提升。

第三,加强教师的科研创新培养。高校应为教师提供多样化的科研创新资源和平台,选派教师赴境内外开展学术交流及访问研究,鼓励教师与企业平台开展科研合作,提升教师的科研创新能力。

### (二)优化师资结构

高校应构建联动协调的引才机制,统筹校院协作、部门配合、上下联动,充分发挥高端人才的示范引领作用,形成以才引才、以才育才、以才聚才的良性循环。积极引进具有多元学术背景和跨学科研究经验的优秀人才,推动学科交叉融合与知识创新。同时,通过科学的岗位设置和健全的激励机制,鼓励教师开展跨领域合作,逐步形成多样化、多层次的师资队伍结构。

### (三)改革人才评价体系

探索构建多元化、多维度的人才评价模式,打造科学合理的综合评价体系,重点完善科研创新能力的评价标准;根据不同研究领域细化分类评价,突出成果转化的实际价值,推动科研成果更好地服务社会需求。倡导注重实际贡献的科研激励机制,畅通各类人才的发展路径,优化评价方式,激励教师回归教书育人与潜心科研的本位。

# 第三节　新质生产力视域下医学人才培养的新要求

随着新质生产力的发展,各行各业均经历前所未有的变革。医疗行业与人民健康密切相关,是新质生产力发展的重要阵地。在这一进程中,研究与创新成为提升医疗水平和服务质量的关键因素。新技术的不断涌现、医疗模式的转变以及患者需求的多样化,要求医学人才具备更高的专业素质与创新能力。对此,高等医学院校作为医学人才的摇篮,应积极适应社会对医学人才培养的新需求,推动医学教育模式的创新与改革。这不仅为医学领域的科技创新提供有力支持,还能培养出更多具备创新能力和跨学科融合能力的高质量医学人才,从而推动医疗行业的可持续发展。

## 一、新质生产力视域下医疗行业的特征

在新质生产力推动科技创新的浪潮中,人工智能、大数据、云计算等前沿

技术迅速发展。现代生物-心理-社会医学模式已无法满足人们对医学的全面认识,逐渐被智慧医学模式所取代。未来的医疗行业将具备以下特征。

### (一)知识与技术的更新

随着人工智能和大数据技术的不断应用,医疗行业正逐步构建起一个动态的知识体系。通过对大量临床数据的持续分析和总结,医学知识得以迅速更新,使医生能够及时获取最新的研究进展和治疗手段。这不仅提升了诊断的准确性,还增强了治疗的有效性。新兴技术的广泛应用显著扩展了医学研究与治疗的范围,并对医生的知识结构提出了更高的要求。同时,由于医疗工作内容的日益丰富和技术手段的多样化,医学专业人员不仅需掌握传统的临床诊疗技能,还需具备多组学应用、影像学处理、实验室检测和数据分析等多方面的能力。这种变化对医学教育提出了新的要求,高等医学院校需在教学中更加注重跨学科知识的整合、实践技能的综合培训以及终身学习能力的培养。

### (二)服务模式的优化

人工智能技术的快速进步以及信息化与智能化的深度融合,推动了医疗模式的持续优化与更新。如远程医疗、在线咨询以及智能监控等新兴技术的引入,显著改变了传统的医疗服务方式。这些创新的技术手段不仅提高了医疗服务的便利性和效率,还为患者提供了更为灵活多样的健康管理选择。在这一背景下,医学专业人员需要适应数智化的工作环境,熟练掌握现代信息技术的应用,借助这些工具来优化医患沟通,提升诊断和治疗的准确性。因此,高等医学院校应在教学体系中设置人工智能技术、大数据分析等课程,以提升医学人才的数智化素养和综合能力。

### (三)职业角色的多样化

在新质生产力发展的背景下,医学专业人员的职业角色正日益多样化。他们不仅需承担传统的诊疗任务,还需积极参与科普宣教、疾病预防和健康管理等多项工作。这些新任务要求医学专业人员具备良好的人文关怀意识、团队协作能力以及有效的沟通技巧。高等医学院校应更加注重提升医学生的综合素质。除了强化医学专业知识的学习外,还应注重培养学生的人文关怀素养、社会责任感以及团队合作精神。通过开设相关课程、组织实践活动等，确保他们未来能够在多样化的职业角色中发挥应有的作用。

### （四）医学研究的创新

新质生产力的发展促进了医学研究中的跨学科合作。与此同时，人工智能、大数据、多组学和生物技术的迅速发展推动了医学研究模式和方法的变革。高等医学院校应积极开设医文、医理、医工、医+X 等学科交叉课程，鼓励学生参与临床与基础相融合的研究，以解决关乎生命全周期的复杂问题，推动医学创新研究的高质量发展。

## 二、新质生产力视域下医学人才应具备的能力与素质

基于新质生产力的发展背景，未来医疗行业的上述特征，医学人才应具备良好的职业道德素养、深厚的医学及其他相关学科基础知识、扎实的临床技能、卓越的创新能力、灵活的跨学科融合能力、高效的团队协作能力、突出的终身学习能力，以及熟练运用各种新兴技术的能力，从而成为创新型、跨学科综合型的高质量劳动者。

### （一）具有人文关怀素养

“以人民健康为中心”理念强调实现人群的生命全周期健康管理，医学本质是关爱生命、促进健康。因此，医学人才应具备同理心与责任感，能够将“医防结合”理念有效落实到医疗实践中，深刻理解患者的痛苦和需求，关注患者的身体、心理和社会因素，努力建立良好的医患关系，以更加温暖、细致的态度为患者提供全面、个性化、多层次的健康管理服务，提高医疗服务的满意度和效率，实现以人为本。

### （二）具有创新思维能力

持续不断的创新是推动新质生产力发展的核心动力，而医学领域的进步尤其依赖于具备创新能力的人才。医学人才不仅需掌握扎实的专业知识，还应具备超越常规的思维能力，以便在日新月异的科技环境中积极探索并应用新兴技术，解决错综复杂的临床难题。这种创新思维不仅能够有效应对医疗实际问题，还能显著提升患者的医疗体验和服务质量，从而促进医学领域的持

续发展。

### （三）具有跨学科融合能力

新质生产力的发展要求医学人才具备多学科知识背景，广泛涉猎各个领域，并与不同学科的专家合作，共同解决复杂的健康问题以及有效应对突发的公共卫生事件。因此，医学人才不仅需要精通医学理论知识，还需掌握人工智能、大数据、生物技术等前沿技术，具备跨领域知识技术融合的能力及综合拓展能力。这种跨学科的融合能力将有助于医学人才在不同领域间开展有效的合作与创新，从而推动医学不断创新升级，向更加智能化和精准化的方向发展。

### （四）具有系统思维能力

系统思维能力是在复杂环境中从整体和相互关系的角度理解与分析问题的能力，这一能力随着新质生产力发展日益重要。由于健康问题通常涉及生物、心理、社会和环境等多个维度，且职业角色的多样化也要求医学人才需具备系统思维，以全面评估患者的健康状况，识别潜在影响因素，并制定个性化的诊疗方案。通过系统思维，医学人才能够整合信息，识别不同因素之间的相互作用，更有效地应对复杂的临床挑战。此外，系统思维还促使医学人才关注公共卫生政策、医疗资源分配和健康教育等更广泛的领域，增强其在健康促进和疾病预防中的作用。

### （五）具有团队协作能力

新质生产力的生产活动往往需要来自不同领域的协作与协调，尤其在医疗行业，医学人才必须具备良好的团队协作能力。这种能力不仅体现在与同事的合作上，也包括与其他部门、学科乃至外部机构的有效沟通与协作。随着医学知识与技术的不断发展与更新，单一专业的知识和技能已难以满足复杂医疗问题的需求。因此，跨部门、跨学科的合作显得尤为重要。医学人才可以通过团队协作，获取其他领域的专业知识与经验，从而不断提升自身的综合素养。同时，良好的团队协作能够促进信息的共享与流动，增强诊疗决策的科学性与有效性。

### （六）具有终身学习能力

新质生产力强调知识、技术与创新的深度融合，以推动社会各领域的变革与进步。在这一背景下，终身学习能力对于医学人才的重要性愈加凸显。随着科学技术的迅速发展和医疗模式的不断更新，传统医疗服务方式已无法满足人民群众日益增长的健康需求。因此，医学人才必须具备终身学习的能力，及时更新知识和技能，掌握新兴的医疗技术和管理方法。此外，终身学习还能促进医学人才的跨学科交流与合作，使其能够更好地整合各领域知识，开发新的诊疗技术和药物，提升医疗技术的现代化水平，推动医学创新。

## 三、新质生产力视域下医学人才培养的理念与目标

在新质生产力的视域下，医学人才所需的能力与素养对人才培养提出了新的要求。高等医学教育应树立服务新质生产力的人才培养理念，以培养具备高度人文关怀精神、创新思维，以及跨学科融合能力的复合型医学人才为目标，不断深化教育教学改革。

### （一）培养理念

一是树立"新医科"理念。传统的医学教育往往侧重于单一学科的深度培养，这种模式已无法满足新质生产力发展对医学人才的多样化需求。需积极推动"医学+X"多学科交叉融合的教学理念，以促进教学模式创新、知识更新、培养路径优化以及学科升级。

二是树立"成果导向教育（OBE）"理念。OBE 是以学生为中心、以产出为导向、持续优化的一种教育理念。该理念要求教育者明确教育目标，并通过系统的课程设计和教学活动，确保学生能够达到这些既定目标。具体而言，在医学教育中，OBE 理念以学生的岗位胜任力为出发点，强调学生在理论学习和临床实践中应具备的核心能力，并针对性地设计教育结构，涵盖教育目标、内容、形式及评价方式等要素。

### （二）培养目标

**1. 培养具有高度人文关怀精神的新质医学人才**

医学教育应坚持人民至上、健康至上，强化医学人文课程教学，培养学生

的同情心、责任感和沟通能力。通过案例分析、角色扮演等实践活动，帮助学生学习如何有效处理医患关系，以及在医疗过程中体现人文关怀。此外，还应鼓励学生积极参与志愿服务和社区健康教育等活动，以增强社会责任感和服务意识。

**2. 培养具有创新思维和跨学科融合能力的新质医学人才**

医学教育应将培养学生的创新思维和跨学科融合能力纳入医学教育改革的顶层设计。在教学内容中，将人工智能、信息技术、数据统计、科研学术等前沿知识融入医学专业学科的学习中，鼓励跨专业、多学科的交流合作。在教学方式上，应摒弃传统的灌输教育，采用“以学生为中心”的教学方法，引导学生自主学习。在课外实践中，鼓励学生积极参与跨学科的科研项目，以锻炼其跨学科融合能力，学习如何与不同专业背景的人有效沟通与协作，从而促进知识的互补与融合，提升综合解决问题的能力。

# 第二章　地方医学院校在新质生产力发展中的定位与机遇

## 第一节　地方医学院校的特征

地方医学院校是隶属于地方，以服务区域经济社会发展为目标，着力为地方培养高素质医学人才的高等医学院校，是支撑和保障区域医疗卫生健康事业发展的最重要的人才来源，肩负着区域医疗卫生服务、医药康养发展的社会使命。地方医学院校具有区域培养特性和鲜明的办学特色，是我国医学教育的主阵地之一。

### 一、地方医学院校具有区域培养特性

地方医学院校扎根于中国大地办学，以“立足地方、面向地方、服务地方”为办学特色，充分发挥其地理优势，依托地方经济的支持以及政策的扶持。这些优势使得地方医学院校与地方经济形成了紧密的相互依赖关系。在发展的过程中，地方经济为地方医学院校提供了必要的资源和支持，而地方医学院校的不断发展又为地方经济注入了新的动力与活力，推动了区域的经济与社会进步。

地方医学院校的人才培养立足区域，体现了“顶天立地”的特性。“顶天”指的是根据地方医疗卫生事业持续发展的需求，培养出高水平、高层次的研究型医学人才，以应对日益复杂的医疗问题和研究挑战；而“立地”则强调培养适应基层和社区需求的复合型医学人才，这些人才能够“下得去、留得住、用得上”，有效提升地方医疗卫生服务能力。通过这种“顶天立地”的人才培养策略，地方医学院校不仅为地方医疗卫生事业输送了专业人才，同时也为促进地区经济发展做出了重要贡献。如广西医科大学自建校即秉承“造就本省人才”的优良办学传统，迄今已培养了 20 余万名优秀卫生人才，他们已成为引领广西高等医学教育、医学科学研究和医疗卫生服务事业发展的骨干力量。

## 二、地方医学院校具有鲜明的办学特色

地方医学院校在医学教育领域积累了丰富的内外部资源和经验，形成了独特的办学传统与优势。这些院校根据学科特点、学校自身优势以及地方需求，制定了适合自身发展的特色目标。在确保符合医学教育标准的基础上，地方医学院校积极对接区域发展战略，聚焦地方经济发展的关键领域，优化专业设置，打造具有特色的优势学科，从而更好地服务于地方经济的进步与发展。

具体而言，广西医科大学在常见病和多发病的防治研究方面展现了显著的特色，特别是在区域高发肿瘤（如肝癌、鼻咽癌等）、地中海贫血和老年疾病的防治等方面，已达到国内外领先水平。另外，广西中医药大学将壮医药和瑶医药的学术成果融入医学人才培养体系，致力于培养具有地方特色的民族医药人才，推动传统医学与现代医学的结合。此外，徐州医科大学依托麻醉学学科的特色优势，围绕麻醉镇痛和精神类药物的研发与临床应用，积极开展关键科学问题和监管技术问题的研究，培养了一批创新人才，为地方生物医药和大健康产业的转型升级提供了有力支持。通过发挥自身特色，这些地方医学院校不仅推动了医学教育的发展，也为地方经济和卫生健康事业的进步做出了重要贡献。

## 三、地方医学院校是我国医学教育的主阵地

地方医学院校作为行业类高校，是我国高等教育体系中不可或缺的重要组成部分。这些院校通常设有齐全的医学学科，涵盖基础医学、临床医学、公共卫生、护理学和中医药等多个领域，能够满足地方医疗卫生系统的多样化需求。

与综合性大学较少而精的医学人才培养模式形成鲜明对比，地方医学院校的招生规模较大，每年培养了大量的医学人才，为国家医疗健康事业提供了源源不断的人才支撑。这些院校不仅注重理论知识的传授，更加重视实践能力的培养。通过与地方医疗机构的紧密合作，学生在学习过程中能够获得丰富的临床实践经验，提升了实际操作能力和综合素质。

此外，地方医学院校还积极参与国家和地方医疗卫生政策的制定与实施，利用科学研究和技术创新推动医学领域的发展。这些院校在应对地方卫生问题、提高公共健康水平方面发挥了重要作用，承担着促进地方经济和社会发展

的责任。

总体来说,地方医学院校凭借专业全面、招生规模庞大和丰富的实践经验,成为我国医学人才培养的主阵地,为提升国家整体医疗水平和保障人民健康做出了重要贡献。

## 第二节 新质生产力推动下地方医学院校发展的新机遇

在新质生产力的推动下,地方医学院校迎来了前所未有的发展机遇。随着科技进步和社会需求的变化,医学教育面临着新的挑战与转型的契机。新质生产力强调创新、协调、绿色、开放、共享的发展理念,为地方医学院校提供了进一步深化医学人才培养改革的机会。

### 一、有助于地方医学院校内涵建设

新质生产力对人才培养的质量提出了更高的标准,教育质量被普遍认为是高等教育的生命线。因此,提升教育质量既是内涵式发展的核心任务,也是实现高质量发展的目标导向。在这一背景下,地方医学院校必须树立"质量第一"的意识,全面理解和落实人才培养质量的各个维度,形成全方位的质量观。为此,地方医学院校应积极探索人才培养改革的突破口,采取一系列综合措施,形成合力,培养出更高素质的医学人才,推动自身的内涵建设和可持续发展。

### 二、有助于地方医学院校特色打造

新质生产力的创新特性为地方医学院校的特色发展提供了强有力的推动力。特色发展的本质在于"人无我有、人有我优、人优我新",这不仅反映了地方医学院校独特的竞争优势,更是其生存与发展战略的核心。为了实现高质量的发展,地方医学院校需深化对特色发展的理解,强调分类化与差异化的策略。

具体来说,地方医学院校应结合自身的历史传承、学科特点、专业优势及文化积淀,制定切合实际的个性化发展战略。首先,强化特色学科的建设,集中资源在具备优势和潜力的专业领域;其次,鼓励跨学科合作,推动多领域的交叉融合，形成独具特色的人才培养模式；再次，通过丰富校园文化活动，增强师生的认同感与归属感，从而进一步培育出具有特色的校园文化和精神。

总之，新质生产力为地方医学院校积极推进特色化发展创造了良好的条件，有助于不断提升其核心竞争力。

### 三、有助于地方医学院校改革创新

新质生产力的迅猛发展为地方医学院校的改革与创新提供了重要契机。为了适应新形势的要求，地方医学院校需要主动推进教育教学改革，优化人才培养模式，以更好地服务于国家及社会的需求。改革与创新是地方医学院校整合资源、激发人才潜力和释放发展活力的重要途径。在推动改革创新的过程中，地方医学院校应进行系统化且多方协同的顶层设计，将人才培养的改革措施有机结合，形成整体合力，这不仅能提升学校的办学水平，还能促进教育质量的持续提高。

## 第三节　地方医学院校在新质生产力背景下的发展策略

新质生产力的发展为地方医学院校赋予了更大的责任和更高的使命。为了满足新时代对高素质医学人才的迫切需求，地方医学院校需要优化办学理念，转变发展思路，不断深化人才培养改革，以创新驱动为核心，勇于迎接挑战，积极攻克教育改革中的“硬骨头”，深入探索“深水区”，实现从“人口红利”向“人才红利”的跨越。通过探索新的教育模式和教学方法，形成自身特色，地方医学院校能够在发展中实现“弯道超车”。此外，地方医学院校应立足于人才培养，深入挖掘各类改革路径，切实提升教育质量和人才培养的针对性，推动多元化的人才培养体系，为新质生产力的发展注入新的活力与动力。

### 一、优化办学理念

地方医学院校应顺应新质生产力发展的要求，树立以教学质量为核心的发展观，将人才培养的质量高低作为衡量办学优劣的重要标准。学校应坚持“以本为本”的原则，坚持立德树人，在制定政策、建立教学质量评价标准、实施教学以及配置教学资源的过程中，始终将提升教育质量放在首位。通过这样的理念引导，地方医学院校将能够更好地适应时代变化，培养出符合新质生产力发展需求的高素质医学人才。

## 二、转变发展思路

地方医学院校应主动应变、主动求变，积极改革创新，在新质生产力发展中有所作为。地方医学院校作为医学人才培养与科技创新的主阵地，应顺势而为，转变发展思路，将人才培养主动融入国家战略发展，服务地方经济建设及医疗卫生健康事业发展。依托前沿科学技术，通过与政府部门、科研院所、行业企业联合培养人才、联合研究课题等方式，为地方医疗卫生健康事业提供智力支持、高端人才支持和技术服务。

## 三、立足人才培养

地方医学院校应立足于人才培养，聚焦于新质生产力发展背景下的特色人才培养目标，优化人才培养模式，以适应知识与技术快速更新的现实需求。为此，地方医学院校应不断完善教学体系，更新课程内容，确保其与时俱进。通过设计多样化的教学方法，激发学生的学习主动性，充分挖掘和开发他们的潜能，从而深化教学改革。

此外，地方医学院校还应注重实践教学的强化，鼓励学生参与临床实践和科研项目，以提升他们的实践能力和创新思维。通过与医疗机构、科研单位和企业的紧密合作，提供更多实践机会，培养出德医兼备、具有专业特色的高素质医学人才，使其能够在日益复杂的医疗环境中应对各种挑战，为地方医疗卫生健康事业的发展贡献力量。

# 第三章　基于 OBE 理念的医学人才培养模式创新

## 第一节　OBE 理念的核心价值与医学教育的融合

在当今教育领域,成果导向教育(outcome based education,OBE)作为一种创新的教育理念,正逐渐成为提升教育质量的核心实践路径。在医学教育方面,OBE 理念的融入不仅为教育模式的革新提供了全新思路,也为培养高素质、能力强的医学人才奠定了坚实基础。这种教育理念的创新,不仅有效满足了现代医学行业对人才多样化和高水平的双重需求,还通过培养适应新技术、新业态的复合型医学人才,为新质生产力注入动能,进而推动医学教育与社会经济发展协同共进。从长远看,OBE 理念以"能力驱动"重塑医学教育逻辑,为新质生产力发展下的医学人才培养提供了新方向。

### 一、OBE 理念概述

OBE 是一种基于学习产出为导向的教育理念,由美国学者 W. D. Spady 于 1981 年提出。OBE 强调以明确、可测量的学习成果为导向,反向设计教学并评估学生的学习成效。其核心在于明确界定学生在完成课程后应掌握的知识、具备的素养以及能够展示的能力。这些学习成果不仅为学生的学习提供了明确的目标,也为教师的教学活动提供了清晰的指导。基于这一理念,教师能够构建适应学生需求的课程体系,设计切合实际的教学方案,实施更具针对性的教学活动,并通过科学的评价方法来衡量教学效果。

OBE 理念与传统教育理念的区别主要体现在以下三个方面。

#### (一)目标聚焦

OBE 理念以学生最终的学习成果为核心目标,强调学生所需掌握的知识和技能,而传统教育则更关注固定的课程内容和教学流程。

### (二)教学灵活性

在 OBE 理念下,可根据学生的个性化需求动态调整教学安排,以满足不同学生的学习节奏和风格。教师可以根据学生的反馈和表现,灵活调整教学策略和内容,从而更好地促进每名学生的学习与发展。而传统教育通常按固定课表和统一进度推进,可能导致一些学生无法跟上进度,限制了学生的学习潜力。

### (三)评价标准

OBE 理念通过能力达标的方式,确保所有学生都能在其学习过程中获得成功,强调每名学生的个体发展和成长,致力于构建一个公平的学习环境。相对而言,传统教育往往将标准化考试作为主要评价工具,这种方法容易导致资源向少数高分学生倾斜,使得许多学生在竞争中感受到压力,甚至可能造成学习动力的下降。

综上所述,OBE 理念通过其独特的目标导向、灵活的教学安排和公平的评价标准,旨在提升教育的整体质量,促进学生的全面发展,而传统教育则在这一方面存在一定的局限性。OBE 理念的实施,可以更好地应对现代社会对高素质人才的需求,为学生的未来发展奠定坚实的基础。

## 二、OBE 理念的核心价值

OBE 理念的核心价值主要体现在强调以学生为中心、成果导向、持续改进及质量保障四个方面。

### (一)以学生为中心

OBE 理念强调教育活动应以学生为中心,关注学生的学习成果和个体差异,以满足学生的学习需求和达成预期学习成果为教育的根本目标。这一转变打破了传统教育中以教师为中心、以教学内容为导向的教学模式,转而关注学生个体差异和多元化发展需求。学生不再被动地接受知识,而是成为学习的主体,他们的兴趣、需求和潜能成为教育的出发点和归宿。

通过明确、可测量的学习成果设定,学生能够清晰地了解自己在学习过程中的目标和方向,从而激发其学习动力和积极性。同时,教师也能够根据学生的实际情况和学习进度，提供个性化的教学辅导，帮助每名学生在自己的基础上取得进步和发展。这种以学生为中心的教学模式，不仅有助于提高学生的学习效果，还能培养学生的自主学习能力和创新精神。

### （二）成果导向

OBE 理念以明确、可测量的学习成果为导向，强调教育的目标是学生能够最终掌握一定的知识和技能，并在实际工作中有效应用。这种成果导向的教学模式使教育过程更加聚焦于学生的学习成果，确保学生在完成课程后能够达到预期的学习目标。在 OBE 理念下，教学活动的设计和实施都围绕这些明确的学习成果展开。教师需要根据学习成果的要求选择合适的教学内容和方法，而学生则可以根据学习成果评估自己的学习效果。同时，成果导向也促使教师不断反思和改进教学方法，以提高教学效果。通过定期对学习成果进行评估和反馈，教师能够及时了解学生的学习情况，并相应调整教学策略，确保学生能够顺利达成学习目标。

### （三）持续改进

OBE 理念要求教师不断审视和更新教学内容、教学方法以及评价方式，以确保满足学生的学习需求，并有效支持他们达成预期的学习成果。OBE 理念强调教育是一个动态且不断发展的过程，教师需要根据学生的学习情况、社会的发展需求以及学科的最新进展，持续调整和优化教学策略。这种持续的质量改进机制不仅有助于提升学生的学习成效，还能够促进教育的整体优化与升级。

通过持续改进，教师能够不断提高教学质量，学生也可以获得更加优质的教育资源和学习体验。此外，持续改进还能够推动教育创新，使教育不断适应社会和时代的发展需求，为培养具有创新精神和实践能力的高素质人才提供有力支持。

### （四）质量保障

OBE 理念下的教学质量保障机制是一种内隐式的保障机制，通过对教学活动本身的评价来确保教学质量的提升。这种质量保障机制不仅关注教学结果，还关注教学过程中的各个环节。通过持续的评价和改进，确保教学活动的高质量运行。在 OBE 理念下，教学质量保障贯穿教学的全过程，从教学目标的设定、教学内容的选择、教学方法的运用到教学效果的评估，每一个环节都受到严格的监控和评价。通过定期的教学质量评估和反馈，教师可以及时发现教学过程中存在的问题，并采取有效的措施进行改进，以确保教学质量的稳步提升。

## 三、OBE 理念与医学教育融合的重要性

OBE 理念作为一种先进的教育理念，强调以学生为中心，以学习成果为导向，注重教学的持续改进，为医学教育的改革与发展提供了新的思路和方法。OBE 理念与医学教育的融合，不仅有助于提升医学教育的质量，还能更好地实现学生能力与新质生产力发展下的社会需求对接，强调终身学习与自我发展的重要性，从而为医学教育的长远发展奠定坚实的基础。

### （一）促进医学教育的质量提升

OBE 理念在医学教育中的应用，极大地促进了教育质量的提升。该理念强调以学生的学习成果为核心，要求教师明确并细化教育目标，确保教学活动始终围绕这些目标展开。在医学教育中，这意味着课程设置、教学内容和教学方法都需要紧密围绕医学人才的培养目标进行设计和优化。

OBE 理念鼓励采用多元化的教学方法和评估手段，以更全面地评价学生的学习成效。通过这种方式，学生能够更深入地理解和掌握医学知识，提高临床实践和解决问题的能力。同时，定期的评估与反馈机制有助于学生及时发现并弥补学习中的不足，从而不断提升学习质量。

### （二）实现学生能力与社会需求的对接

OBE 理念强调教育成果与社会需求的紧密对接，这在医学教育中尤为重要。随着医学行业对人才需求的不断变化，医学教育必须紧跟时代步伐，培养具备最新医学知识和技能的人才。

通过融入 OBE 理念，医学教育能够更加精准地定位社会需求，调整教育内容和方式，确保学生毕业后迅速适应医疗工作环境，满足社会对医学人才的需求。此外，OBE 理念还鼓励学生参与社会实践和志愿服务，增强他们的社会责任感和职业素养，为未来的职业生涯打下坚实基础。

### (三)强调终身学习与自我发展的方式

OBE 理念强调终身学习和自我发展的重要性,这在医学领域尤为关键。在新质生产力发展背景下,医学知识和技术的更新速度加快,医生必须不断学习新知识和新技术,以保持专业水平。

OBE 理念鼓励学生培养自主学习能力,学会获取、整合和应用新知识。通过参与科研项目、学术交流等活动,学生可以不断更新知识结构,提升专业素养。这种终身学习的理念有助于医学人才在职业生涯中保持竞争力,实现个人价值与社会贡献的双重提升。

# 第二节　基于成果导向的医学专业人才培养方案设计

医学专业人才培养方案是高等医学教育的纲领性文件,不仅集中体现了学校的教育思想和办学理念,更是确保医学人才培养质量、满足社会医疗需求的基本依据。基于成果导向设定人才培养目标、制定培养要求及构建课程体系,人才培养方案能够为教育目标的实现提供清晰的方向和框架,引导医学教育向更加专业化、实践化和创新化的方向发展,有助于持续提升教育质量,促进医学专业人才培养的可持续发展。

## 一、人才培养方案制定原则

### (一)立德树人,全面发展

坚持将培育和践行社会主义核心价值观融入教书育人全过程,全面贯彻党的教育方针,遵循教育教学规律和人才成长规律,契合学校的人才培养总目标要求,按照全面、协调、可持续发展的要求,引导学生形成正确的价值观和人生观,确保学生在德、智、体、美、劳等方面协调发展,培养学生具有深厚的家国情怀,高尚的道德情操。

充分发挥学校的办学特色和学科优势,密切关注社会对医学人才的新要求,拓宽学生的知识视野,通过系统的课程设置与更新教学方法,因材施教,尊重个体差异,帮助每名学生在知识和能力上不断突破,实现自我价值。同时,应注重教育的全面性、协调性和可持续性，培养的人才不仅要具备扎实的专业知识，还应具备良好的沟通能力、团队合作精神和创新意识。

全面提升各方面达成度是衡量人才培养质量的重要指标。具体而言，要全面提升培养目标和培养要求的达成度，确保学生在完成学业时能够达到既定的培养目标和培养要求；提高社会需求适应度，使培养出的学生能够更好地适应社会对医学专业人才的需求；增强师资和条件保障度，为教学活动提供强有力的师资队伍和良好的教学条件支持；确保质量保障体系运行有效度，通过完善的质量保障体系对教学过程进行监控与评估；提升学生和用人单位满意度，以学生和用人单位的满意度作为检验人才培养质量的重要标准，不断推动医学专业人才培养质量的提升。

### （二）遵循标准，整体优化

根据《普通高等学校本科专业类教学质量国家标准》及医学专业认证标准的要求，应准确把握人才培养目标的定位，强调对学生基本理论、基本知识和基本技能的全面培养。需贯彻“以学生为中心、以产出为导向、持续改进”的教育理念，确保这一理念贯穿于人才培养的每一个环节，从而构建出既符合医学专业特色又满足社会需求的人才培养体系。

在此基础上，需对课程设置进行优化调整，包括更新教学内容，以反映学科前沿动态和社会实际需求；改进教学方法，采用更加灵活多样、注重学生主体性和创新能力培养的教学模式；同时，凝练出专业核心课程，确保学生能够在有限的学习时间内掌握最关键的知识与技能。在课程安排上，需合理设置先修课程与后继课程之间的逻辑关系，确保知识的系统性和连贯性。此外，还应注重学时与学分的分配比例，确保课程体系的科学性与合理性。

### （三）强化实践，注重创新

突出“三个融入”，即职业素养、实践技能培养、创新创业教育融入人才培养全过程。基于专业特色，深入推进实践教学改革，丰富实践内容，探索新的实践方式。鼓励将实验、见习、实习和社会实践等项目进行合理整合，构建一个课内外相互融通的实践教学体系。拓展并优化创新创业课程体系，搭建全面的创新创业知识技能支撑平台，落实“科教结合”和“医教结合”，促进专业教育与创新创业教育的有机结合。

## 二、人才培养方案设计方法

在地方医学院校医学专业人才培养方案的设计过程中,需多种方法协同运用,以确保方案的科学性、合理性与前瞻性。

### (一)逆向设计

以学生为中心,从医学人才职业发展需求出发,采用反向推导思维构建培养方案。首先,紧跟医疗卫生行业的发展趋势,并结合地方医学院校的特色,明确毕业生应具备的核心能力框架;其次,将这些培养目标逐层分解为具体、可观测的培养要求标准;最后,根据这些标准规划课程模块及教学资源的配置。在此过程中,课程体系需通过课程矩阵与培养要求指标建立映射关系,确保知识传授、能力训练与素养培育的协同与支撑。该设计方法遵循"需求分析—目标设定—方案实施—成效评估"的动态反馈闭环机制,实现教育供给与行业需求的精准对接,从而构建出一种以产出为导向的教学培养体系。

### (二)调研分析

首先,通过广泛收集行业数据,如医疗行业人才需求报告和医学专业就业市场分析,精准把握社会对医学人才在专业技能和综合素质等方面的要求,明确行业对医学人才的期望成果。其次,深入调研同类医学院校的人才培养方案,分析其优势与不足,借鉴成功经验,为本校的方案制定提供参考,确保培养方案具备适应性和学校特色。同时,对本校现有医学专业人才培养状况进行全面梳理,包括课程设置、教学方法和实践教学环节,找出存在的问题与差距,为后续改进提供依据,以实现人才培养方案的优化和成果导向的目标。通过这些调研和分析工作,可以为人才培养方案的设计提供坚实基础,确保培养出的医学人才能够满足社会和行业的需求,最终实现预期的培养成果。

### (三)比较借鉴

在人才培养方案的设计过程中,应对国内外优秀医学院校的培养方案进行比较与借鉴。通过系统分析不同院校在医学教育中的成功案例,识别其独特的教学理念、课程设置和培养模式,为本校的方案设计提供启示和参考。例如,可以选择一些在医学教育领域享有声誉的高校,研究其课程体系的特点、教学方法的创新及评估体系的有效性。

在比较借鉴的过程中，应重点关注以下几个方面：首先，分析这些院校与地方医学院校在教学资源、师资力量和学生培养目标上的异同，从中提炼出适合本校特色的培养措施；其次，关注行业需求变化，特别是新兴医疗技术和医疗管理模式对人才培养的要求，积极引入前沿理念与实践；最终，通过对比分析，确保本校的人才培养方案不仅符合地方医疗行业的发展需求，而且具备国际视野和时代前瞻性，以培养出具有竞争力的医学人才。

### （四）专家咨询

由医学教育领域专家学者、临床一线资深医生、医疗卫生行业管理人员等组成专家团队，对人才培养方案进行论证与指导。通过召开专家研讨会、实地调研走访等方式，收集专家对方案的意见与建议，如在课程体系构建方面，听取专家对基础医学课程与临床医学课程比例设置的建议；在实践教学环节，咨询专家对实习基地建设与实践教学内容安排的看法。对专家意见进行整理与分析，将其合理融入人才培养方案设计中，提升方案的质量与水平。

## 三、人才培养方案设计内容

### （一）明确人才培养目标

在制定专业人才培养目标时，需要综合考虑三个关键因素：学校的总体人才培养目标、社会需求以及专业本身的特点。因此，专业人才培养目标的制定不仅要确保与学校的总体人才培养定位一致，还需充分考虑利益相关方的需求，如行业和社会的实际需求等。同时，专业人才培养目标应明确人才的具体定位及服务领域。

具体而言，首先，专业人才培养目标应与学校的总体人才培养定位紧密对接，确保培养出的学生符合学校的教育理念和基本素质要求。学校的培养目标通常涉及学生的综合素质、创新能力和社会责任感等方面，专业培养目标应在此基础上进一步细化，使得培养的人才能够满足社会核心需求并具有较强的适应性。

其次，专业人才培养目标应具体明确毕业生所能胜任的专业领域及职业特征。通过深入分析行业的发展趋势及未来的需求，专业方向的培养目标应精准设定，确保毕业生具备行业要求的专业能力和素质。

最后，专业人才培养目标应根据社会需求及行业发展趋势，结合地方特色做出具体规划。特别是对于地方医学院校，目标设定应充分考虑当地的医疗资源、疾病谱及卫生需求等因素，调整人才培养的重点，以培养出适应地方医疗发展需求的高素质医学人才。

例如，广西医科大学五年制临床医学专业人才培养目标是“培养具有正确世界观、人生观及价值观及职业素养、掌握生物医学和临床医学的基础知识、基本理论和基本技能，具有公共卫生和预防医学知识、宽泛的自然科学和人文社会科学知识，敬佑生命，具有一定的从业基础，在上级医师指导下能够从事安全有效的医疗实践，初步具备大健康理念、创新精神、国际视野、临床能力、终身学习能力，能适应医学进步环境，德智体美劳全面发展的合格的医学毕业生。”这一培养目标与学校总体人才培养目标“培养德医兼修、理论厚实、技能突出、创新引领、担当有为，具有大健康理念和国际视野的高素质人才”相契合。同时，目标充分体现了临床医学专业的核心特征，明确了毕业生在知识（生物医学与临床医学）、能力（医疗实践、疾病预防）、素养（职业信念、创新意识）三个维度的具体要求。此外，目标还结合区域医疗需求，强调了大健康理念与疾病预防能力，凸显了服务地方卫生健康事业发展的定位，为人才培养提供了清晰的方向指引。

### （二）制定科学合理的培养要求

医学专业培养要求的制定需以人才培养目标为根本导向，遵循“能力递进、特色鲜明、动态优化”的原则，构建层次分明、可量化、可追溯的指标体系。培养要求应涵盖知识、能力、素养三大核心维度，充分发挥对教育教学过程的导向作用，同时突出地方医学院校对接区域需求、服务地方医疗的办学特色，确保教育教学全过程与培养目标高度一致。

#### 1. 有效支撑人才培养目标

培养要求是实现人才培养目标的直接依据，必须精准对接目标，确保培养的人才具备社会和行业所需的综合素质。在知识维度上，学生需系统掌握基础医学、临床医学的核心理论知识，同时熟悉预防医学、医学伦理学等多学科交叉内容，为成为具备全面素养的医学人才奠定基础。在能力维度上，从基础技能训练到临床实践能力的培养，再到科研创新能力的提升，形成能力递进的培养路径，确保学生毕业后能够快速适应医疗岗位要求。在素养维度上，强调职业道德、人文关怀和终身学习意识的培养，使学生具备良好的职业操守和社会责任感。通过构建层次分明、可量化、可追溯的指标体系，将培养目标细化为具体的教学任务和评估标准，确保培养要求能够有效支撑人才培养目标的达成。

**2. 对教育教学过程的导向作用**

专业培养要求的细化分解是教育教学活动的核心指引，需通过具体化、可量化的指标点，为教学实施、学习规划、教学质量监控提供明确方向。

一是作为教师教学实施的依据。教师可通过指标点明确所授课程在整体培养框架中的地位与作用，依据指标点设计教学进度与考核方式，并通过阶段性测评评估学生能力发展，结合指标点设计多元化考核工具，如过程性考核与终结性考核相结合，确保评价结果全面反映目标达成度。

二是作为学生学习规划的指引。学生可通过指标点清晰了解毕业时应具备的知识、能力及素养，明确学习目标与方向，提前了解行业人才需求，并据此制订个性化学习计划。

三是作为教学质量监控的抓手。基于指标点设计教学反馈工具，如课程目标达成度分析表、学生能力发展曲线图，实时监控教学效果。通过指标点达成度数据，识别教学薄弱环节并优化课程内容与教学方法，形成“教-学-评”一体化的质量改进闭环。

**3. 体现地方医学院校的特色**

地方医学院校的特色与其所处区域的医疗资源、疾病谱特征及社会需求紧密相关。因此，培养要求的制定需深度融入地方特色，充分发挥学校的优势资源，为服务地方医疗提供高质量人才支撑。

首先，地方医疗资源的分布特点与发展需求应成为培养要求的核心参考因素。例如，广西地方性疾病的流行特征、医疗资源配置现状及公共卫生服务具有独特性。医学专业的培养要求应突出对这些地方性疾病的诊疗与防控能力的培养，尤其是针对地方性传染病的流行病学特征、预防策略及治疗方案，学生需掌握系统的理论知识与实践技能。

其次，地方医学院校应注重培养学生的基层医疗服务能力。培养要求应明确学生在学习过程中参与社区医疗等基层医疗服务，通过实践环节加深学生对基层医疗工作的理解与认同。学生应在地方医疗机构接受实践训练，参与临床诊疗、健康管理、疾病预防等实践，培养学生在面对基层患者、复杂病例和有限资源时的应变能力与问题解决能力。

最后，地方医学院校还应通过合作办学、产学研一体化等方式，加强与地方医疗机构、政府和社会组织的联系，推动医学教育与地方医疗需求的深度对接。

## （三）构建成果导向的课程体系

构建成果导向的课程体系是提升教育质量、促进学生能力全面发展的核心环节。培养要求指标点是对学生应具备能力结构的具体化描述，其达成需通过科学设计的课程体系来实现。为了有效建立这种课程体系，通常采用矩阵形式表达课程与培养要求之间的对应关系，从而确保教育教学活动与培养目标高度契合。

### 1. 课程体系与培养要求的对应关系

在构建成果导向课程体系时，首先需要明确课程体系与培养要求之间的关联。矩阵的横向部分表示培养要求的各个指标点，纵向部分则表示课程与这些指标之间的关联程度。通过这种矩阵形式，可以清晰地展示出每门课程对特定能力指标的支持强度。

在实际应用中，培养要求可以被分解为若干个具体的指标点。每一个培养要求分解的指标数量可以根据专业特点和社会需求的变化进行调整。而在关联度矩阵中，每个课程对各个指标点的支撑强度则可以用相应的强弱词来表示，例如 H 表示强支持、M 表示中支持、L 表示弱支持，从而更直观地反映课程对培养要求的贡献。

### 2. 关联矩阵的作用

对于任课教师而言，关联度矩阵提供了明确的教学指引。教师可以通过矩阵明确自己承担的课程对哪些培养要求的达成具有贡献，并据此设计课程内容和考核形式。

对学生而言，关联度矩阵帮助他们了解课程的重要性以及哪些课程对提升特定能力有帮助。学生可以根据矩阵明确每门课程在培养体系中的作用，合理安排学习时间，确保精力旺盛，有针对性地提升自身能力。

# 第三节　基于成果导向的课程体系优化

课程是医学人才培养的核心要素，是学生知识、能力和素质培养的重要载体。课程质量直接影响医学生的培养质量，决定了学生学什么、怎么学以及最终达到什么样的能力水平。一个科学、合理、与时俱进的课程体系，能够有效支撑人才培养目标的实现，帮助学生掌握扎实的医学理论知识、提升临床能力和培养职业素养，从而满足社会对高质量医学人才的需求。在新质生产力快速发展的背景下，医学领域的技术革新和服务模式变革对医学教育提出了更高要求。地方医学院校应积极应对挑战，主动优化和创新课程体系。通过基于成果导向的课程体系优化，地方医学院校可以更好地适应医疗卫生行业的需求，培养出具备扎实专业知识、卓越临床能力、创新思维和终身学习能力的医学人才。

## 一、课程体系优化原则

基于成果导向教育理念，课程体系优化应遵循以下四项基本原则：成果导向、以学生为中心、整合性与系统性、适应性与灵活性。这些准则不仅为课程改革提供了明确的方向，更揭示了与传统课程体系的本质差异——后者往往以学科知识为核心，强调单向灌输与静态结构；而基于成果导向的优化课程体系则以学生能力发展为目标，注重动态调整与多维整合。通过贯彻这些准则，地方医学院校能够构建科学、前瞻的课程框架，为培养兼具专业能力与创新素养的医学人才奠定基础。与传统模式相比，优化后的课程体系更加聚焦能力本位、个性发展、知识融合及行业适配，从而有效回应新质生产力驱动下医学教育提质增效的迫切需求。

### （一）成果导向原则

成果导向原则是课程体系优化的核心指导思想，强调以学生最终的学习成果为逻辑起点，通过反向设计明确课程目标、教学内容及能力要求，确保学生毕业时具备解决实际问题的综合能力。

传统课程体系以学科知识为核心，注重知识体系的完整性和系统性，但往往忽视能力培养与学习成果的关联性。其课程设计多基于教师经验和教材内容,缺乏对学生实际需求的针对性。相比之下,成果导向原则以能力培养为终极目标,通过反向设计课程,使教学内容与人才培养目标深度匹配。例如,传统课程体系中,解剖学、生理学等基础课程与临床课程分开教学,导致学生难以将理论知识转化为实践能力;而基于成果导向的课程体系则通过器官系统整合教学模式,将基础医学与临床课程内容融合,并辅以案例教学、临床模拟等实践环节,帮助学生实现知识内化与实践能力的同步提升。

### (二)以学生为中心原则

以学生为中心原则强调课程体系的设计与实施需基于学生个体差异,充分回应其多样化学习需求。传统课程体系多采用“一刀切”的标准化教学模式,课程内容统一、路径单一,既难以适应学生个性化发展需求,也压抑了其学习主动性和创造力。与此不同,以学生为中心的原则通过模块化课程设计、分层选修机制等方式,为学生提供灵活的学习选择。例如,建立“核心课程+方向选修+跨学科拓展”的三级课程结构,或通过“基础-进阶-科研”分层课程匹配不同学习能力。在新质生产力驱动下,医学教育可进一步依托人工智能技术(如课程知识图谱构建、学习行为数据分析),动态追踪学生能力短板并精准推送学习资源,从而构建“一生一策”的个性化培养路径。

### (三)整合性与系统性原则

整合性与系统性原则要求课程体系打破学科壁垒,重构知识模块之间的逻辑关联,通过系统化设计实现医学教育的整体性进阶。医学作为高度综合的学科领域,其知识体系涵盖基础医学、临床实践、预防医学及医学人文等多个维度。在新质生产力的驱动下,多组学、人工智能诊疗等交叉学科快速发展,疾病谱变化与健康需求的升级对医学人才提出了更高的要求——既要具备扎实的专业基础,又要掌握跨学科知识整合的能力。

传统课程体系多采用纵向分科教学模式,各学科教学内容孤立呈现。例如,解剖学、病理学等基础课程与内科学、外科学的临床教学时序割裂,导致学生难以建立“结构-功能-疾病”的完整认知链条;公共卫生课程与临床实践脱节,使得学生缺乏群体健康管理的系统思维。这种碎片化的知识传授模式严重制约了学生临床决策能力和复杂问题解决能力的形成。而整合性与系统性原则则强调学科间的交叉融合,通过模块化和系统化的课程设计,增设跨学科的综合课程，帮助学生构建完整的知识体系，促进跨学科学习。

### （四）适应性与灵活性原则

适应性与灵活性原则强调课程体系应具备动态调整的能力，以适应医学领域的快速发展和社会的多样化需求。在新质生产力的驱动下，医学技术和服务模式不断革新，课程体系必须与时俱进，及时更新教学内容和方法。传统课程体系通常较为僵化，课程内容和结构长期保持不变，难以适应医学领域的快速变化。而适应性与灵活性原则则强调课程体系的动态调整能力，通过引入新兴技术课程、优化教学内容等方式，确保课程体系与行业发展同步，帮助学生掌握前沿知识和技能。

## 二、课程体系优化的具体策略

### （一）推行器官系统整合课程

以器官系统为主线，将解剖学、生理学、病理学等基础医学课程与对应的临床学科有机融合，打破传统学科之间的壁垒，形成“结构-功能-疾病-诊疗”的递进式教学链条，构建“从正常到异常、从理论到实践”的连贯知识体系。例如，围绕心血管系统，将心血管解剖、生理、病理等基础课程内容与心血管内科、心血管外科等临床课程内容进行整合，使学生能够系统地掌握心血管系统从正常生理到病理变化，再到临床诊断与治疗的全过程知识，促进学生建立系统化临床思维。

### （二）开设跨学科综合课程

面向新质生产力发展需求，构建“医学+X”交叉学科课程体系。如开设“精准医学”“转化医学”“智能医学导论”“医疗大数据分析与应用”等课程，将医学与人工智能、大数据、生物信息学等新兴学科领域的要素深度融合。通过这些课程，学生可以学习到跨学科的知识和技能，了解医学与其他学科的交叉前沿领域，培养跨学科思维和创新能力。

### （三）建立纵向贯通式实践教学体系

围绕“实验奠基—临床实践强化—创新突破”的培养路径，构建阶梯式实践教学体系。在基础实验阶段，改革传统验证性实验，增设综合性及探究性实验；推行“早临床-多临床”机制，确保临床能力培养全程不断线；在创新方面，增设创新创业类课程，鼓励学生参与教师科研项目，推动学生完成从知识应用到技术创新的跃迁。同时，依托实践教学信息化管理平台，实现全流程学习数据追踪与动态反馈，形成“教学—实践—评价—改进”的闭环质控机制，系统提升学生岗位胜任力与创新能力。

# 第四章　新质生产力驱动下的医学教学改革深化

## 第一节　教学理念的更新

在新质生产力蓬勃发展的时代浪潮下，医学教育正经历着范式的系统性变革。教学理念的更新作为促进地方医学院校人才培养质量提升的核心引擎，需构建分层递进的认知体系：从学校层面而言，办学定位与治理模式的革新关乎学校整体发展方向与战略规划，为医学教育的创新奠定基石；教学管理部门作为教学管理的核心枢纽，其理念的转变直接影响教学运行机制与决策科学性；教师作为知识传承与创新的直接实施者，教育使命、角色定位与知识观的重塑是提升教学质量的核心要素；学生作为学习的主体，其学习观与发展观的转变则是实现人才培养目标的根本所在。通过从上至下的全面更新，教学理念的深化将为教育体系注入新的活力，进而推动医学教育的高质量发展，培养出符合新时代需求的复合型医学人才。

### 一、学校层面教学理念更新

#### (一)办学定位重塑

**1. 从传统医学人才培养定位向新质生产力需求导向定位转变**

在新质生产力发展的背景下，地方医学院校亟须突破传统“临床医生+基础科研”的单一培养框架。传统定位以疾病诊疗能力为核心，难以适应智慧医疗、人工智能、大数据等新兴领域对“医学+X”复合型人才的需求。

这种转变要求学校根据社会需求，尤其是医疗行业对人才的多样化需求，重新审视人才培养目标，定位培养能够在这些新兴领域发挥作用的人才。与传统培养模式中对临床技能的单一强调相比，新的定位要求培养学生的批判性思维、创新能力以及跨学科的合作能力，从而使其能够适应快速发展的医疗环境,推动新质生产力的不断提升。

**2. 与区域医疗产业协同发展定位的确立**

为了更好地服务于区域经济和医疗事业的发展,地方医学院校需要将自身的办学定位与区域医疗产业布局紧密结合,实现“学科链-人才链-创新链”三链融合。这一过程涉及与当地医疗机构、生物医药企业等建立紧密的合作关系,共同制订人才培养方案,开展科研合作,邀请行业专家参与课程设置与教学等。通过这种协同合作,学校能够实现人才培养与产业需求的无缝对接,为区域医疗产业的发展提供强有力的人才支持。

### (二)治理模式更新

**1. 教学理念更新的政策及资源保障**

学校应制定一系列政策支持措施,以推动教学理念的更新。通过出台教学改革激励政策,设立专项基金,对积极参与教学理念变革的教师给予表彰和奖励,以激发教师的改革热情。例如,对在课程改革、教学方法创新等方面取得显著成效的教师,应给予职称评定优先、绩效奖励等激励措施,从而引导教师主动投身于教学理念的变革。在资源保障方面,学校应加大对教学设施设备更新的投入,加强教学信息化建设,重视教师培训。每年应安排专项资金选派教师参加国内外学术交流和教学培训等活动,以提升教师的教学理念和教学能力。

**2. 组织架构协同治理**

为适应新教学理念,学校应建立跨部门的协同治理机制,以打破部门壁垒。通过建立定期沟通协调会议制度,实现信息共享和资源整合,学校各部门应共同商讨教学理念更新过程中的问题和解决方案,形成合力,确保教学管理、科研管理、学生管理等部门之间的有效沟通与协作。

**3. 校园文化建设与理念渗透**

校园文化在教学理念更新中起着至关重要的作用。学校应积极开展教育教学改革思想大讨论,引导师生深入思考教学改革的必要性和方向。同时,学校应打造具有创新、协作和人文关怀等元素的校园文化环境,通过举办各类文化活动、讲座和展览,让师生在潜移默化中接受新教学理念的熏陶,增强对教学改革的认同感和归属感。

## 二、教学管理部门教学理念更新

### (一)从传统管理向服务型管理的转变

教学管理部门需完成从“以管理为中心”到“以服务为本位”的理念转变。传统管理模式侧重规章制度执行与教学秩序维护,强调流程规范性和制度约束力,但易忽视师生实际需求。而在教学理念革新背景下,管理者应树立“以师生发展为中心”的服务理念,突破科层制思维桎梏,将管理职能转化为支持教师专业成长、助力学生成才的服务能力。

这一转型要求教学管理人员主动识别师生教学需求与痛点,建立常态化需求反馈机制;通过简化审批流程、构建教学咨询平台、开发智能化服务工具等方式提升服务响应速度与质量;最终形成以“师生满意度指数”为核心的管理效能评估体系,取代原有的“制度执行到位率”单一指标。

### (二)从经验决策向数据驱动转型

教学管理部门应从传统的经验决策模式,转变为数据驱动的管理理念。在以往的管理模式中,教学决策大多凭借管理人员的经验和主观判断,这种方式缺乏充分的科学依据。在新的教学理念引领下,教学管理部门应当充分利用现代信息技术手段,全面收集和整合教学过程中的各类数据,例如学生的学习数据、教师的教学数据、课程的考核数据等,构建完善的教学数据库,以此为教学决策提供坚实的数据支撑。基于对这些数据的深入分析,教学管理部门能够对教学过程进行实时监测和科学评估。比如,通过分析学生学习数据,精准发现教学过程中存在的问题,进而为教师提供有针对性的教学改进建议;同时,依据数据驱动的教学决策结果,对教学计划进行合理调整,优化课程设置,改进教学评价体系,从而实现教学管理的科学化、精准化和高效化。

### (三)从层级管控向生态共建转型

教学管理部门应打破传统的层级式管理模式,树立教学生态系统构建的理念。在传统管理模式下,教学管理往往采用层级式方式,各部门之间缺乏有效沟通和协作,导致信息孤岛效应和资源配置效率低下。在新的教学理念中,教学管理部门应秉持“系统思维”,将学校、教师、学生、企业等各方视为教学生态系统中的有机组成部分,强调各方之间的相互依存和促进关系。

通过多方合作,实现教学资源的共享和优势互补,共同推动教学理念的更新与教学质量的提升。例如,学校与企业合作,共同制订人才培养方案,企业提供实习基地和实践指导,而学校则负责理论教学和科研支持;教师与学生协作,共同参与教学改革与课程建设,教师提供指导和学术支持,学生则反馈和建议;教学管理部门与其他部门协同推进改革与质量提升,例如,积极与学生管理部门合作,开展学习指导和职业规划教育等。通过这种生态共建的方式,教学管理部门能够更好地发挥其在教学管理中的作用。

## 三、教师层面教学理念更新

### (一)教育使命转变

#### 1. 弘扬教育家精神的内涵与实践

教师应积极弘扬教育家精神,这一精神内涵丰富,涵盖“心有大我、至诚报国”的理想信念,以及“言为士则、行为世范”的道德情操。教师需将个人的教育事业与国家、社会的发展紧密相连,以高度的责任感和使命感投身于医学教育事业。教师应以优秀教育家为榜样,学习他们对国家和社会的深厚情感,以及对教育事业的奉献精神。在日常教学中,教师应秉持这种精神,以身作则,言传身教,不仅传授医学知识,更注重培养学生的品德修养,努力培养出一批批德才兼备的医学人才。

#### 2. 培养适应新质生产力需求医学人才的使命担当

在新质生产力蓬勃发展的时代背景下,医学领域正经历深刻变革,对人才的要求不仅限于传统的知识与技能,而是更加注重综合素质与发展潜力。教师应深刻洞察这一趋势,主动打破固有教学理念,把培养学生的批判性思维、创新能力和实践能力作为核心目标。同时,教师应鼓励学生探索未知领域、敢于挑战传统观念,培养他们成为能够在新质生产力驱动下发挥重要作用的创新型医疗人才。

#### 3. 服务社会与推动医学进步的教育追求

教师应将服务社会与推动医学进步作为教育的核心追求,积极融入社会需求。教师需树立以社会需求为导向的教育理念,将教学与社会实际问题结合,以培养学生的实践能力和社会责任感。通过关注医学领域的热点与难点,教师可引导学生通过科研解决实际医疗问题,从而推动医学事业的发展。同时,教师应积极与医院、企业等社会机构合作,促进医学教育与社会需求的对接,进一步提升学生的创新与实践能力。

## (二)角色定位转变

### 1. 从知识传授者到学习引导者

在传统医学教育模式中,教师主要负责系统知识的传授,学生处于被动接受知识的状态。随着新质生产力对医学人才核心能力的重构,教师角色亟须转型为学习促进者,其职能应聚焦于激发学生的学习动力与高阶思维能力。这一转变要求教师确立学生的主体地位,通过创设真实情境中的问题链、构建跨学科知识框架,引导学生突破线性学习路径,自主探究形成批判性思维和解决复杂问题的能力,最终实现从知识记忆到自主创新的跃迁。

### 2. 从教学主导者到学习合作伙伴

在新的教学理念下,教师应转变角色,成为学生学习的合作伙伴。教师需与学生建立平等、合作的关系,尊重学生的主动性与创造性。教师应与学生共同设计教学活动,倾听学生的想法和需求,同时与学生开发学习资源,利用他们的视角丰富教学内容。这种合作方式促进了师生之间的互动交流,激发了学生的学习兴趣与主动性,实现了师生教学相长。

### 3. 从单一学科权威转向跨学科教育者

新质生产力推动了医学与其他学科的深度融合,传统学科壁垒正逐渐消解。教师角色需从单一学科权威转向跨学科教育者,一是突破垂直学科体系限制,搭建跨学科知识框架,引导学生突破线性思维局限;二是重构知识生产范式,从确定性答案提供者转变为知识边界探索者,培养学生系统思维与复杂问题解决能力。

## (三)知识观重构

### 1. 知识动态更新意识的树立

在新质生产力快速发展的背景下,医学知识和技术的更新速度显著加快。教师必须树立知识动态更新的意识,认识到医学知识并非一成不变,而是处于不断演进与发展的过程中。教师需要持续关注最新研究成果和临床实践进展,及时更新自己的知识体系,以适应教学和学生学习的需求。

**2. 知识整合与应用能力的提升**

教师不仅要掌握丰富的专业知识,还应注重知识整合与应用能力的培养。教师需要具备跨学科的视野,能够将不同学科、不同领域的知识进行有机整合,形成系统的知识体系。这种知识整合能力要求教师突破单一学科的局限,将医学知识与其他学科知识相结合,为学生提供更全面、更系统的教学内容。通过知识整合与应用,教师能够培养学生的综合思维能力,使他们能从多角度思考和解决问题。

## 四、学生层面教育理念更新

### (一)学习观革新

**1. 自主建构学习理念**

在传统教学模式中,学生往往处于被动接受知识的状态,而在新质生产力背景下,学生应树立自主建构学习理念,从被动接受知识向主动建构知识转变。学生应意识到学习是自身主动探索和构建知识体系的过程,而不是单纯依赖教师的传授。通过自主建构学习,学生能够积极参与学习,根据个人兴趣和需求选择学习内容和方式。这种参与方式有助于激发学生的学习兴趣和内在动力,从而提高学习效果。

**2. 终身学习理念内化**

在新质生产力时代,知识更新换代的速度显著加快,学生必须将终身学习理念内化为自身的行为准则。终身学习理念强调学习不仅局限于学校教育阶段,而是贯穿整个学习生涯。学生应树立持续学习和不断进步的观念,认识到学习是一个长期且持续的过程,需不断积累和更新知识。这种理念的内化有助于学生在未来职业生涯中适应不断变化的工作环境,推动自我提升,实现个人价值的增长和综合素质的提高。

**3. 人机共学理念适应**

随着人工智能和大数据等技术在医学领域的广泛应用,学生需要适应人机共学的学习理念。人机共学理念强调学生与智能技术工具的协同学习,学生应学会利用这些工具辅助学习,而不是单纯依赖传统学习模式。借助智能技术,学生可以更高效地获取和处理信息,提高学习效率。这种协同学习不仅提升了学习质量,还能帮助学生更好地理解和掌握知识,培养创新思维和自主学习能力。

### (二)发展观升级

**1. 复合型能力认知**

在新质生产力背景下,学生应认识到仅掌握单一医学知识和技能是不够的,必须具备复合型能力。这些能力包括临床实践能力、科研创新能力、团队协作能力和沟通表达能力。学生不仅能够在医学研究中提出新观点和方法,还要与不同专业背景的人员有效合作,并与患者和同事清晰地交流。这些复合型能力将使学生在未来医学领域中更具竞争力,更好地适应复杂多变的医疗环境和职业要求。

**2. 创新者角色认同**

学生应树立创新者角色认同,意识到自己在医学领域不仅是知识的接受者和应用者,更是创新的参与者和推动者。通过积极参与科研项目和创新实践活动,学生可以培养创新思维和能力。这种角色认同将激发学习兴趣和内在动力,促使学生主动探索医学前沿问题,为医学发展贡献力量。同时,创新者角色认同也有助于学生在未来的医疗工作中应对各种挑战,推动医疗服务的创新与改进。

**3. 国际化视野建立**

学生应建立国际化视野,了解国际医学前沿动态和先进理念。通过阅读国际医学文献和参加国际学术交流活动,学生可以拓宽知识面,掌握国际医学研究的最新进展。此外,学生还需具备跨文化交流和合作能力,能够与不同国家和文化背景的人有效沟通与合作。国际化视野的建立将提升学生的学术水平,为未来的国际医学研究和职业发展奠定基础,增强其在全球化医疗环境中的竞争力。

## 第二节　教学模式的创新

传统的医学教学模式常常以教师为中心,采用“灌输式”教学,学生被动接受知识,缺乏主动探索和实践机会。这种模式难以适应新质生产力发展对创新型、实践型人才的需求。更为严重的是,学生的批判性思维、问题解决能力和团队协作能力得不到有效锻炼,且教学内容与实际临床工作之间存在明显脱节。

为了培养出具备扎实医学知识、卓越临床技能和创新思维的医学人才,教学模式的创新势在必行。本节将深入探讨在医学教育中适用的多种创新教学模式,包括翻转课堂、对分课堂、BOPPPS 模式、STAR 教学模式、问题导向学习(PBL)和案例导向学习(CBL)。这些模式各具特色,从不同角度为医学教学改革提供新思路与新方法,旨在提升教学质量,助力地方医学院校培养适应新质生产力驱动下的医学人才。

## 一、翻转课堂在医学教学中的应用与优化

### (一)翻转课堂概述

翻转课堂是一种创新的教学模式,最初由两位美国高中化学教师 Jonathan Bergmann 和 Aaron Sams 提出。2011 年,随着可汗学院的创立,翻转课堂逐渐引起全球教育界的广泛关注。翻转课堂通过颠倒课堂内外的学习环境,学生居家或利用其他课外时间通过观看视频和阅读材料等方式自主学习课程内容,而课堂时间则主要用于实践操作、讨论和解决问题等活动。其核心在于重构教学流程,将知识传递环节前移至课前,课堂时间则集中于提高学生的高阶能力。这种模式强调学生的主体性和参与度,鼓励学生主动学习和探索。

### (二)翻转课堂在医学教学中的具体应用

**1. 教学资源构建**

教师根据教学目标和内容,制作或筛选高质量的教学资源,如解剖三维动画、手术操作视频、标准化病例库等,并将这些资源以及教学计划、教学大纲、教案、课件、测试题等学习材料一起上传到网络教学平台。同时,建立学习交流群,以便师生互动。

**2. 课前学习**

教师遴选适合学生自学的教学资源推送给学生,明确学习目标,并发布预习任务。学生在课前自主学习这些资源,完成预习任务,如观看视频、阅读文

献、做练习题等。在此期间,教师可以通过学习交流群为学生提供指导和帮助。例如,在诊断学课程中,教师可以将诊断示范等内容制作成视频,供学生在课前观看,以便他们对即将学习的内容有初步了解。

**3. 课堂活动**

课堂上,教师不再进行传统的讲授,而是组织学生进行讨论。学生可以就课前学习中遇到的问题进行交流,教师则根据学生的反馈进行针对性的讲解和指导。例如,在免疫学课程中,教师将课堂教学活动设计为重难点分析、交流讨论和总结评价三个环节。重难点分析环节旨在解决学生在自学过程中遇到的问题,促进知识体系的构建并强化重点内容的学习;交流讨论环节则基于学生在自学时发现的问题进行互动讨论,进一步加深对知识的理解;最后的总结评价环节由教师进行总结与点评,帮助学生系统掌握知识。

**4. 课后拓展**

课后,教师根据课堂上的讨论情况,布置相关的拓展任务,如查阅文献、完成课后练习题等,让学生在课后进一步巩固所学知识,同时培育其综合应用能力,促使学生将所学知识灵活运用到实际情境中,达成知识的深度内化与拓展延伸。

## 二、对分课堂助力医学知识内化

### (一)对分课堂概述

对分课堂是一种创新的教学模式,由复旦大学张学新教授基于认知心理学原理提出。该模式的核心理念是将课堂时间一分为二:一半用于教师讲授,另一半则由学生通过讨论形式进行交互式学习。这种模式不仅保留了传统讲授式课堂的优势,确保知识传递的系统性和完整性,同时也融合了讨论式课堂的优点,强调学生的自主学习和互动交流。

### (二)对分课堂在医学教学中的具体应用

**1. 讲授**

教师聚焦于重点、难点内容进行精讲,致力于为学生搭建起系统的知识框架。以病理学课程为例,教师着重剖析肿瘤的病理变化,涵盖大体特征、镜下组织学分型、扩散途径以及与临床表现的紧密联系，旨在让学生对肿瘤病理有清晰且深入的理解，但不穷尽所有细节，为后续的内化吸收与讨论预留空间。

**2. 内化吸收**

学生在课后自主学习，认真完成教师布置的作业或思考题，主动消化吸收所学知识，并为下一节课的讨论做好充分准备。以病理学为例，教师精心挑选肝癌的典型临床病例，巧妙设计临床情境，预设涵盖病理学要点、人文关怀、医患关系等多维度问题，引导学生围绕这些问题制定讨论提纲。同时，学生可积极筹备角色扮演活动，分组扮演医生、患者及家属，生动模拟临床情境，全面提升对知识的理解与应用能力。

**3. 讨论**

在下一堂课上，学生分组讨论课后作业或思考题，分享各自的见解和解决方案。教师全程参与讨论过程，适时给予精准指导和建设性反馈，助力学生深化对知识的理解，明晰知识的内在逻辑与实际应用，有效提升学生的批判性思维和问题解决能力。

## 三、BOPPPS 模式构建高效医学课堂

### （一）BOPPPS 模式概述

BOPPPS 模式是一种系统化的教学方法，旨在通过明确的结构和步骤来提升课堂教学的有效性。它是北美众多知名学府所推崇的一种教学模式，以高效的教学设计而著称。其核心在于利用闭环反馈机制来优化教学效果，强调“以学生为中心”的教学理念以及“及时反馈”的重要性。通过结构化的教学步骤，BOPPPS 模式帮助学生更好地理解复杂的医学概念，增强他们的自主学习能力和临床应用能力。此外，该模式还强调学生的参与和互动，有助于培养学生的批判性思维和团队合作能力。

### （二）BOPPPS 模式在医学教学中的具体应用

**1. 导入**

通过引入与课程相关的临床案例或问题，激发学生兴趣，迅速引导学生进入学习状态。例如，在组织学与胚胎学课程中，教师可以以肾病患者在医院透

析的病例为切入点,通过对比血液透析机和肾脏的体积和质量,引出对肾脏形态的剖析。

**2. 学习目标**

明确学习目标,使学生对学习内容有清晰的认识和方向。学习目标应涵盖知识、能力和素养三个方面。为了增强学习目标的生动性,可以采用视频形式对学习目标和内容进行精讲,便于学生自主学习。

**3. 前测**

通过前测评估学生对相关知识的掌握情况,帮助教师确定教学重点。前测可以采用思考题、讨论题或案例分析等形式。例如,在病理学课程中,教师可以通过思考题了解学生对肿瘤基础知识的掌握程度,通过讨论题或案例分析题评估学生对知识的应用能力。

**4. 参与式学习**

通过案例讨论、小组协作等方式,培养学生的主动学习能力和团队协作能力。例如,在内科学课程中,教师可以提供一个临床病例,让学生分组讨论病例中的诊断依据、治疗方案等。每个小组推选代表进行发言,其他小组可以进行补充和提问。教师在讨论过程中进行引导和总结,帮助学生将理论知识与临床实践相结合。

**5. 后测**

教师通过课堂提问、在线测试、技能展示、量表填写等多种形式,评价学生在知识、能力、素质三个维度上的达成情况,以便及时总结和纠正教学过程中遇到的问题。

**6. 总结**

回顾课程内容,帮助学生巩固知识,并将理论与实践相结合。教师可以对本节课的重点内容进行总结,强调关键知识点,同时引导学生进行自我反思和总结。例如,在医学影像学课程中,教师可以与学生一起回顾本节课学习的各种影像学检查方法的特点和应用,引导学生思考在实际临床工作中如何根据患者的具体情况选择合适的影像学检查方法,从而加深对知识的理解和记忆。

## 四、STAR 教学模式激发医学学习兴趣

### (一)STAR 教学模式概述

STAR 教学模式是一种以学生为中心的教学方法,包含四个核心要素:情境(situation)、任务(task)、行动(action)和结果(result),旨在通过情境激发学习兴趣和积极参与。这种模式强调通过真实情境的引入,使学生在解决实际问题的过程中学习和应用知识,从而提高他们的学习动机和能力。

医学是一门实践性极强的学科,要求学生不仅要掌握扎实的理论知识,而且具备将理论应用于实际临床问题的能力。STAR 教学模式通过模拟真实的医疗情境,激发学生的学习兴趣,使他们在完成任务的过程中加深对医学知识的理解,提高临床思维和决策能力,为未来的医疗实践打下坚实的基础。

### (二)STAR 教学模式在医学教学中的具体应用

**1. 情境**

在医学教育中,情境通常指的是一个模拟或真实的医疗案例,涵盖患者的病史、症状、体征及相关的医学检查结果等。教师可以通过视频展示、角色扮演或案例分析等手段,将学生置身于特定的医疗情境中。例如,在内科教学中,教师可以描述一个患有高血压且合并糖尿病和冠心病的老年患者病例,详细阐述其病史、当前症状、体检结果及辅助检查结果等。

**2. 任务**

明确情境后,教师需要为学生设定具体的任务,这些任务往往与临床实践紧密相连,如病情评估、明确诊断、制定治疗方案等。教师可根据教学目标和学生的能力水平,设计不同难度和复杂度的任务。以上述高血压合并糖尿病和冠心病的病例为例,教师可以要求学生制订一个综合性的治疗方案,涵盖药物治疗、生活方式干预及定期随访计划等。

**3. 行动**

在医学教育中,行动环节通常包括查阅资料、小组讨论等多种形式。例如,在制定治疗方案的过程中,学生可以分组讨论,查阅医学文献以寻找相关证据,并结合患者的具体情况制订个性化的治疗方案。同时,教师还可以利用

模拟人或虚拟现实技术,让学生进行模拟操作,以提升其临床技能。

**4. 结果**

结果是指学生完成任务后所取得的具体成果及反馈。教师可以通过课堂展示、小组讨论、作业批改、临床考核等多种方式,对学生的任务完成情况进行评估。以上述病例为例,教师可以对学生的诊断意见和治疗方案进行点评,指出其优点和不足之处,引导学生进一步思考和改进。

## 五、PBL 在医学人才培养中的深化

### (一)PBL 概述

PBL 起源于 20 世纪 60 年代,其核心理念是通过实际问题的引导,促使学生主动学习和思考,而不是被动接受知识。PBL 通过真实临床问题驱动学生的学习,形成自主知识建构、协作问题解决和反思迭代优化的四阶认知循环。这种方法有效解决了传统医学教育中知识碎片化、实践能力不足等理论与实践脱节的问题,有助于培养学生的批判性思维、团队合作和自主学习能力。

### (二)PBL 在医学教育中的具体应用

**1. 问题引入**

教师首先提出一个与课程紧密相关的真实医疗问题。例如,在内科学课程中,教师可以引入一个病例:一名 50 岁男性患者,近期出现乏力、体重减轻和夜间盗汗,体检发现淋巴结肿大。随后,教师引导学生思考这个病例的可能诊断、鉴别诊断以及涉及的病理生理学机制。

**2. 小组讨论**

学生分成小组,围绕病例展开讨论,探讨可能的诊断和相关病理机制。每个小组成员需查阅相关文献,结合已学的生理学、病理学和临床知识,提出个人见解和推测。在这个阶段,教师作为指导者,提供必要的支持和引导。

**3. 制定学习目标**

学生共同确定学习目标,包括深入了解疾病相关知识、检查方法和治疗方案等。例如,学生可以研究淋巴瘤的诊断标准、相关影像学检查方法以及治疗选择。

**4. 自主学习**

学生利用自学时间进行文献查阅、视频学习和案例分析。他们可以选择阅读教科书、查阅最新医学文献或观看相关在线课程，以加深对研究主题的理解。

**5. 回到小组讨论**

完成自主学习后，学生重新聚集，分享各自的学习成果。每个小组成员需要总结自己的发现，并对其他成员的意见进行反馈。这一过程促进了信息的共享与知识的整合。

**6. 总结与反馈**

最后，教师组织全班进行一次总结性讨论，评估学生的学习成果，提出改进意见，并强调在临床实践中的应用。这一环节不仅有助于学生巩固所学知识，也为他们今后的学习指明了方向。

## 六、CBL 与临床实践能力培养

### （一）CBL 概述

CBL 是一种以临床案例为基础、以问题为导向的教学方法，通过设计典型病例并提出驱动性问题，引导学生围绕案例展开小组讨论，在主动探究中培养批判性临床思维，最终实现医学理论与临床实践的深度整合。

### （二）CBL 在医学教育中的具体应用

**1. 案例选择及介绍**

教师根据教学目标和学生的知识水平，选择具有代表性的临床案例。这些案例应能够反映真实的医疗情境，并涵盖课程中的关键知识点。在课堂上，教师向学生详细介绍案例的背景、病史、体格检查和实验室检查结果等信息。随后，教师引导学生思考案例中的关键问题，并鼓励他们提出自己的见解。

**2. 讨论环节**

学生被分成小组，围绕案例进行讨论。在小组讨论中，学生可以分享自己的想法、查阅资料、提出假设，并通过讨论来验证或修正这些假设。小组讨论结束后，教师组织全班进行讨论。在这一阶段，每个小组可以派代表向全班汇报他们的讨论结果,其他学生可以质疑或补充意见。教师在这个过程中进行点评和总结,帮助学生巩固所学知识。

**3. 反思与总结**

教师引导学生对案例学习过程进行反思与总结。学生可以思考自己在案例学习中的收获与不足,并提出改进建议。通过反思与总结,学生可以更好地掌握 CBL 的学习方法,提高学习效果。

## 七、小结

综上所述,这几种创新的教学模式均以学生为中心,通过重构教学过程、强化实践互动来提升学生的自主学习能力与临床问题解决能力。在实际教学中,可依据课程特性与学情需求灵活组合这些模式,如翻转课堂结合 PBL、PBL 联合 CBL、BOPPPS 结合 CBL 等。同时,应不断进行教学模式优化,优化策略包括以下几个方面。

### (一)加强教师培训

学校应定期组织教师参加翻转课堂相关的培训活动,以提升教师的教学设计能力和信息技术应用水平,使其能够更好地适应翻转课堂的教学模式。

### (二)提供学生支持

教师应关注学生在课前学习中遇到的困难,及时提供帮助和指导。同时,可以为学生提供学习计划模板和学习资源推荐,以帮助他们更好地进行自主学习。

### (三)完善教学评价

建立多元化的教学评价体系,不仅关注学生的考试成绩,还应全面评价学生在课前学习、课堂参与、课后拓展等方面的表现,以更全面地反映学生的学习情况。

### (四)优化教学资源

教师应不断更新和完善教学资源,确保其内容丰富、形式多样,以满足学生的学习需求。同时,可以鼓励学生参与教学资源的建设,例如制作学习笔记和分享学习心得等。

## 第三节　教学内容的优化

教学内容的优化,作为提升医学教育质量的关键环节,对于培养适应新质生产力发展背景下的医学人才具有至关重要的意义。教学大纲作为教师的授课指南,其科学性和前瞻性直接影响着教学效果和人才培养质量。因此,优化教学内容应首先基于 OBE 理念,对教学大纲进行全面修订,强调课程目标与培养目标的紧密对接。通过从知识、能力、素养三个维度设计教学目标,并用可评可测的形容词替代模糊表述,使教学目标更加明确、具体,为教学内容的优化提供清晰框架。

在授课内容方面,教师不仅要传授扎实的医学知识,更应注重积极融入课程思政元素,将思政教育贯穿于医学知识传授全过程,培养学生的医学人文精神与职业道德。同时,引入医学前沿知识,让学生紧跟医学发展的步伐,拓宽学生视野,激发创新思维。此外,还应融入美育内容,提升学生的审美情趣和人文素养,促进学生全面发展。

### 一、教学大纲的修订

#### (一)教学需求分析

在 OBE 理念下,教学需求分析是教学大纲编制的逻辑起点,精准的教学需求分析能够确保教学大纲的科学性与实用性,使其紧密贴合学生发展需求以及社会对医学人才的期望。

**1. 学生需求**

学生作为教育过程的主体,其需求是教学改革的出发点和归宿。现代医学教育的学生不仅希望在知识上获得扎实的基础,更渴望拥有综合的能力素养。例如,随着科技的进步和医学的快速发展,学生对于新兴医学技术、临床技能以及人文关怀的学习需求日益增强。此外,学生也希望在学习过程中能够获得更多的实践机会,以便更好地适应未来的职业角色。因此,教学大纲的修订需要打破“知识本位”模式,注重对学生的学习兴趣和职业规划的关注,确保教学内容能够引导他们掌握必要的知识、能力及素养。

**2. 社会需求**

社会需求分析旨在了解社会的发展趋势和人才需求状况，以便为学生提供与未来职业发展密切相关的知识和技能。一方面，随着人口老龄化加剧和慢性病发病率上升，社会迫切需要大量具备全科医学知识与技能的人才，以提供全方位的医疗服务；另一方面，医学科技的飞速发展要求医学人才不仅具备扎实的科研基础，还要有敏锐的科技洞察力，能够紧跟科技前沿，推动医学技术的创新与应用。同时，社会还对医学人才的职业素养提出了更高要求，如具备良好的医德医风、沟通协作能力以及团队合作精神等，以确保他们能够为患者提供优质、高效且充满人文关怀的医疗服务。

### （二）教学目标设定

教学目标设定是 OBE 理念下教学大纲编制的核心环节，它明确了学生通过学习应达到的预期成果，为教学活动的开展提供了明确的方向和具体的要求，主要包括总体目标和具体目标两个层次。

**1. 总体目标**

总体目标是指根据学生需求和社会需求，确定本课程所要达到的整体效果和水平。总体目标应从知识、能力、素养三个维度进行构建。在知识维度，学生应掌握扎实的医学基础理论知识和系统的课程知识体系，了解医学基本概念、原理和方法，并紧跟医学前沿动态和发展趋势。在能力维度，学生应具备较强的实践能力、科研能力和创新思维能力，能够运用所学知识进行疾病诊断、治疗和预防，开展医学科学研究，并具备一定的创新能力。在素养维度，学生应具备良好的医学职业道德、人文关怀精神和团队合作意识，能够尊重患者的生命和权利，关爱患者，与患者及其家属进行有效的沟通和交流，同时具备良好的团队协作能力和终身学习能力。

**2. 具体目标**

具体目标是指根据总体目标，进一步细化和具体化各项教学任务和要求，以便为教师的教学活动和学生的学习活动提供明确的指导。具体目标需以布鲁姆教育目标分类学为理论框架，采用“行为动词+知识领域+能力水平”的标准化表述，确保可测量、可追踪。例如，“学生能够准确列举人体各系统的组成器官”“学生能够运用所学的药理学知识，解决临床常见的药物治疗问题”等具体目标，明确了学生在特定知识领域应达到的具体能力水平，为教师的教学评价和学生的学习自我评估提供了清晰的标准。

具体目标的设定应全面覆盖总体目标的各个维度，确保学生在知识、能力和素养方面都能得到有效的培养和提升。同时，具体目标应具有一定的灵活性和可调整性，以适应不同学生的学习进度和个体差异。通过明确具体目标，教师可以更有针对性地设计教学内容和教学方法，学生也可以更清晰地了解自己的学习目标和学习要求，从而提高教学效果和学习效果。

### （三）教学内容选择

教学内容选择是 OBE 理念下教学大纲编制的重要环节，需基于目标—内容—评价的闭环逻辑，将抽象的教学目标转化为具体的知识模块、能力训练项目和素养培育载体。教学内容的选择应系统、全面，并能够满足学生的学习需求与社会的实际需求。

#### 1. 与总体目标的对应

教学内容应围绕总体目标进行选择，确保所教授的知识、技能和素养能够支持学生在知识、能力和素养三个维度达到预期的整体效果。在知识点选择方面，要确保学生在课程结束时能够掌握医学领域的核心概念、基本原理和前沿动态；在能力点选择方面，要注重实践能力、科研能力和创新思维的培养，教学内容应涵盖临床技能训练、科学研究方法、数据分析和问题解决能力的相关内容；在素养点选择方面，教学内容可以融入科学家精神、抗疫精神、医患沟通技巧、医疗法律法规、职业道德等方面的内容，以帮助学生在理解医学专业责任的同时，培养良好的职业道德和人文精神。

#### 2. 与具体目标的细化

教学内容应细化到具体目标的要求，确保每个知识点、能力点和素养点都能有效支撑具体目标的实现。具体目标是对总体目标的细化，教学内容的选择应能直接对应到这些具体目标上。例如，对于具体目标“学生能够准确列举人体各系统的组成器官”，教学内容应包括人体解剖的相关知识，以及通过图示、模型和实物标本帮助学生理解。

#### 3. 教学内容的灵活性与适应性

在选择教学内容时，需考虑学生的个体差异和学习进度，确保教学内容具有一定的灵活性和可调整性。这要求教师在教学设计中能够根据实际情况进行适时调整,增加或减少某些内容,以适应不同学生的学习需求。

**4. 教学内容的整合与系统化**

教学内容的选择应具备系统性,强调跨学科知识的整合与应用。在医学教育中,往往需要将基础医学与临床医学、公共卫生等多个领域的知识进行有机结合。通过整合课程内容,学生能够更全面地理解医学知识的关联性,提升综合素质和解决复杂问题的能力。

## 二、授课内容的更新

### (一)课程思政元素的挖掘与融入

医学高等院校不仅要培养医术精湛的医生,也应加强对学生的人文素养、职业道德和思政素质的培养。因此,在专业课程中,课程思政元素的挖掘与融入是一项至关重要的任务。课程思政是指将思想政治教育融入各类课程教学之中,以润物细无声的方式,滋养学生的思想政治素质、锤炼道德品质、塑造正确的价值观念。

**1. 挖掘课程思政元素**

深入剖析课程内容,寻找与思想政治教育相关的元素,是课程思政的基础工作。这些元素广泛蕴含在医学知识、临床案例、科研方法等多个方面。例如,在医学知识中,可以挖掘出医学职业精神、医学人文关怀等元素;在临床案例中,可以挖掘出医德医风、医学伦理等元素;在科研方法中,可以挖掘出科研诚信、创新精神等元素。结合课程特点,提炼出具有思想性、政治性、教育性的内容,如医德医风、医学伦理、社会责任等,使课程思政元素更加丰富和多样。同时,关注时事热点和社会动态,将相关思政元素及时融入课程内容,增强课程的时效性和针对性,让学生在学习专业知识的同时,了解社会现实和时代发展,培养学生的社会责任感和使命感。

**2. 融入课程思政元素**

在课程设计中,明确思政元素的融入点和方式,确保思政教育与专业知识教学的有机结合。在课堂教学中,通过讲解、讨论和案例分析等多种方式,将思政元素自然融入课程内容,引导学生进行思考、讨论和领悟。利用实践教学环节,让学生在实际行动中体验和践行思政元素,提升思政教育的实效性和感染力。

#### 3. 注重思政教育的隐匿性与渗透性

在融入思政元素时,注重方式的隐匿性和渗透性,是课程思政的重要原则。避免生硬灌输和说教式教育,通过潜移默化的方式,让学生在学习专业知识的同时,不知不觉地接受思政教育的熏陶和影响。例如,教师可以通过生动的案例、有趣的故事、互动的讨论等方式,将思政元素融入教学过程中,让学生在轻松愉快的氛围中接受思政教育。同时,教师应注重自身的言行举止,以身作则,为学生树立良好的榜样,让学生在潜移默化中受到感染和影响,从而达到思政教育的最佳效果。

### (二)医学前沿知识的引入与整合

随着新质生产力的发展,医学前沿知识的引入与整合已成为教师授课内容中不可或缺的一部分。将最新的研究成果融入教学内容,不仅能够拓宽学生的视野,激发他们的学习兴趣,还能够培养学生的创新思维和科研能力。

#### 1. 将研究成果引入教学内容的方式

教师在授课时,可以通过多种途径将医学前沿的研究成果融入教学内容。首先,可以选择与课程内容紧密相关的最新研究成果作为案例或实例,进行分析和讲解,让学生直观感受到医学前沿知识的实际应用价值;其次,可以在课程中设置专门的章节或模块,系统介绍医学领域的最新进展和热点话题,引导学生深入了解和思考。此外,教师还可以积极鼓励学生参与科研实践活动,通过亲身实践接触和了解最新的医学研究成果,从而培养他们的科研能力和实践操作能力。

#### 2. 医学前沿知识与现有教学内容的整合

将医学前沿知识引入教学内容时,教师需要注重与现有教学内容的有机融合。一方面,要确保前沿知识与课程内容的衔接和连贯性,避免知识的割裂和重复出现;另一方面,要根据学生的实际情况和学习需求,合理安排前沿知识的难度和深度,确保学生能够理解和吸收新知识。同时,教师还可以通过组织讨论、辩论、小组合作等多样化的教学方式,引导学生深入思考和探讨前沿知识,培养他们的团队协作能力和沟通能力。

**3. 持续更新与教学反馈**

医学前沿知识的发展日新月异,教师需要持续关注医学领域的最新动态,及时更新教学内容,确保学生能够接触到最前沿的医学知识。同时,教师还需要建立有效的教学反馈机制,收集学生的意见和建议,了解他们对前沿知识的接受程度和兴趣点,以便及时调整教学策略和方法,提高教学效果。

### (三)美育内容的渗透与拓展

美育是医学教育中不可或缺的人文内核,其本质是通过审美体验培育医学生的健全人格与职业温度。在新质生产力时代,美育内容需突破传统艺术教育的边界,与医学专业知识深度融合。通过美育的浸润,学生能够更加敏感地理解人际关系和情感交流,从而提升医患沟通能力。此外,美育还能激发学生的创新思维,使他们在面对复杂的医学问题时,能够从多角度、多层次进行思考,寻找出更具人性化的解决方案。

在课堂教学中,教师应紧密结合课程特点,适时融入美育内容。例如,在解剖学课程中,可以展示人体解剖结构的独特美学特征,让学生深刻感受到人体的美丽与神奇;在临床医学课程中,可以详细讲述医患沟通中的语言艺术和非语言技巧,着力培养学生的沟通能力和人文关怀精神;在医学伦理学课程中,可以深入探讨医学伦理中的美学问题,如医生的职业形象塑造、医患关系中的美学因素等,让学生全面理解医学伦理的美学内涵。

## 第四节　教学手段的数智化

在新一轮科技革命与产业变革催生新质生产力的背景下,以人工智能、大数据、5G、扩展现实(XR,含 VR/AR/MR)等为代表的颠覆性技术正深刻重塑全球教育生态。医学教育作为高度依赖实践能力与技术创新的学科领域,亟须通过数智化教学手段突破传统教学模式的局限。本节聚焦教学手段的数智化,旨在系统阐释其在新质生产力驱动下的核心价值——通过技术赋能实现教学过程的精准化、场景化与个性化重构。

数智化教学手段的实施对地方医学院校具有双重战略意义:第一,技术驱动的教学革新能够有效弥合传统医学教育中理论与实践、标准化与个性化之间的鸿沟,例如通过虚拟仿真技术构建高仿真的临床操作环境,利用人工智能辅助实现因材施教;第二,在医疗行业数字化转型加速的背景下,数智化教学手段能够培养医学生面向未来的核心胜任力,包括数字工具使用能力、复杂问题解决能力以及人机协同诊疗思维。这一转型不仅是顺应全球医学教育发展趋势的必然选择,更是提升地方医学院校人才培养质量的重要路径。

## 一、数智化教学手段的内涵与特点

### (一)数智化教学手段的内涵

数智化教学手段的核心在于“数据驱动+智能交互”的双重属性。这一内涵不仅体现了技术与教育深度融合的趋势,也揭示了数智化教学手段在提升教学质量和效率方面的巨大潜力。

#### 1. 数据驱动

数据驱动是数智化教学手段的重要基石。通过收集、分析和利用教学过程中的大量数据,教师能够更准确地了解学生的学习状态、兴趣偏好和知识掌握程度。这些数据为教学决策提供了科学依据,使教师能够针对每个学生的实际情况,制订个性化的教学计划,实现因材施教。此外,数据驱动的教学评估体系更加客观和公正,能够全面反映学生的学习成果与进步。

#### 2. 智能交互

智能交互是数智化教学手段的另一属性。借助人工智能和大数据等技术,教学系统能够与学生进行实时、有效的互动。这种互动不仅限于简单的问答和反馈,还包括根据学生的学习进度和反馈,动态调整教学内容和难度,以及提供个性化的学习资源和建议。智能交互使得教学过程更加灵活和生动,极大地提高了学生的学习兴趣和参与度。

### (二)数智化教学手段的特点

#### 1. 精准化教学支持

数智化教学手段通过数据驱动的学情分析,为精准化教学提供了强有力的支持。智能教学平台能够实时收集和分析学生的学习数据,包括课堂互动参与度、作业完成情况和考试成绩。通过对这些数据的多维度分析,教师可以精准了解每个学生的学习进度、知识掌握程度和学习偏好。例如,系统可以生成详细的学习报告，显示学生在某一知识点上的掌握情况，帮助教师及时发现学习问题并采取针对性的教学措施。此外，数智化教学手段还可以根据学生的个体差异，推送个性化的学习内容和练习题，从而提高学生的学习效率和效果。

**2. 高效性教学保障**

数智化教学手段通过技术手段显著提高了教学的效率和效果。首先，智能教学平台能够快速整合和共享各类教学资源，包括教材、学术论文和教学视频等，教师可以方便地获取和使用这些资源，丰富教学内容；其次，数智化教学手段实现了教学过程的自动化管理，如自动批改作业、考试，以及自动记录学生的学习行为和成绩等。这些自动化功能不仅减轻了教师的教学负担，还提高了教学管理的效率和准确性。例如，智能批改系统能够快速批改学生的作业和考试，并提供详细的反馈和建议，帮助学生及时了解自己的学习情况。

**3. 沉浸式教学体验**

数智化教学手段通过虚拟仿真技术和增强现实技术，为学生提供了沉浸式的学习体验。虚拟仿真技术能够构建高仿真的临床操作环境，让学生在虚拟环境中进行实践操作，以提高其实践技能。同时，增强现实技术可以将虚拟的医学模型和病例信息叠加到现实场景中，让学生在现实环境中进行更加生动的学习。

## 二、数智化教学手段的应用

### （一）基于AI技术的课程知识图谱

知识图谱作为一种新兴的知识表示和组织方式，结合先进的AI技术，能够对医学复杂的知识体系进行深入剖析，并以可视化和结构化的形式清晰地呈现出来。这种方式不仅提升了知识的获取效率，还为教学提供了新的支持工具。

**1. 医学课程知识图谱的构建**

知识图谱的构建首先涉及对课程涵盖知识的全面梳理。通过AI技术，尤其是自然语言处理和机器学习，能够从大量的文献、教材和课程资料中提取重要的知识点、概念及其相互关系。这种关系的构建使知识图谱不仅是知识的简单堆叠,而是表现知识间内在联系的网络。

**2. 与课程资源的深度整合**

将医学课程知识图谱与教学视频、课件、练习题等深度整合,形成一个有机的课程资源体系。教学资源的使用不再是孤立的,而是能够根据学生的实际需求进行灵活调整。系统能够根据学生的学习进度、兴趣爱好及知识掌握程度实施个性化的学习资源推送。例如,对于学有余力的学生,系统可以推送拓展性文献,以提升其科研和学术水平。

**3. 自主学习的引导与管理**

知识图谱的可视化展示与导航功能为学生自主学习提供了良好的支持。通过动态的知识图谱,学生可以直观地看到不同知识点之间的关系,从而进行自主探索和学习。此外,学习管理系统可以监督和管理学习过程,记录学生的学习进度和行为,并及时给予反馈,帮助学生调整学习策略,优化学习效果。

**4. 促进思维与创新能力的培养**

教师在课堂上基于知识图谱设计开放性问题并组织小组讨论分享,可以有效激发学生的思维能力与创新能力。通过小组讨论,学生不仅可以分享自己的见解,还能接触到不同的观点和思维方式。这种互动学习方式促进了学生间的合作与交流,激发他们的创造性思维,并有助于在解决复杂问题时培养批判性思维能力。

### (二)VR/AR沉浸式教学平台

VR和AR技术的快速发展使得沉浸式教学平台成为教育领域的重要创新工具。通过创建虚拟环境,VR/AR沉浸式教学平台能够提供身临其境的学习体验,使学生在与真实世界相似的环境中进行学习和实践。这不仅能激发学生的学习兴趣,还能提升他们对知识的理解与应用能力。

**1. 提供丰富的实践教学资源**

VR/AR沉浸式教学平台能够整合如3D模型、教学视频和交互式案例等各类多媒体资源,提供大量丰富的实践教学资源。教师可以利用这些平台创建虚拟实验室、模拟手术室或其他专业场景,让学生在安全的环境中进行实践操作。例如,在外科学课程中,学生可以在虚拟手术室中进行手术练习,反复演练不同的手术技能。这些资源帮助学生更直观地理解复杂概念和流程。

**2. 课堂教学活动灵活多样**

VR/AR沉浸式教学平台使课堂教学活动变得灵活多样。教师可以设计多种教学活动,如虚拟情境模拟和角色扮演等,打破传统教学的局限。学生不仅可以在虚拟环境中进行互动,还能与同学合作完成任务,增强团队合作能力。此外,教师可以根据教学需要随时调整活动内容和形式,满足不同学生的学习需求。例如,教师可以根据学生的反馈,在课堂上即时调整教学节奏和内容,使课程更加个性化和高效。

**3. 促进教学管理与优化**

VR/AR沉浸式教学平台还能够促进教学管理与优化。教师可以实时监测学生的学习进度和行为,并获取详细的数据分析报告。这些数据可以帮助教师识别学生在学习中遇到的困难与问题,并据此调整教学策略。同时,平台的使用可以提高课堂管理的效率,教师可以通过实时反馈和评估,及时对学生的表现进行指导和支持。这样的数据驱动决策有助于不断优化教学质量,提高学生的学习效果。

## 三、数智化教学手段的优化策略

### (一)教师能力提升

**1. 开展数智化技术培训**

为了使教师更有效地运用数智化教学手段,学校应定期开展专业的数智化技术培训。培训内容应包括新技术(如人工智能、大数据分析、VR/AR等)的基础知识和应用技能,同时强调如何将这些技术融入课堂教学,涉及课程设计、教学资源管理和学生学习情况分析等方面。通过实践操作和案例分析,教师能够更好地理解数智化教学手段,掌握其基本操作与应用技巧,从而提高在教学中运用数智化技术的能力。

**2. 鼓励教学创新与研究**

教师应积极参与教学创新与研究,探索数智化教学手段在不同课程和教学环节中的应用模式。学校可以设立专项教学改革项目和科研课题,鼓励教师开展与数智化教学相关的研究工作,例如探索如何利用虚拟仿真技术提高学生的实践技能,如何通过人工智能辅助教学系统实现个性化教学等。通过教学创新与研究,教师可以不断总结经验,优化教学方法,提高教学质量。此外,学校应组织教学创新经验交流活动,让教师分享在数智化教学中的成功经验与创新做法,促进相互学习与借鉴,从而共同推动数智化教学手段的发展与应用。

### (二)学生学习支持

#### 1. 加强数智化学习能力培养

在数智化教学环境中,学生需要具备一定的数智化学习能力,如信息获取与筛选能力、人工智能工具使用能力、在线学习能力等。学校应加强数智化学习能力的培养,开设相关课程或培训讲座,帮助学生掌握数智化学习的基本技能和方法。例如,可以开设人工智能相关课程,教授学生如何高效地利用人工智能软件获取和筛选学习资源,如何利用人工智能工具辅助学习和创作等。此外,还可以通过在线学习平台提供丰富的学习资源和学习工具,引导学生自主学习和探索,提升学生的数智化学习能力。

#### 2. 引导学习方式转变

数智化教学手段的实施需要学生从传统的学习方式向主动学习、合作学习和探究学习等方式转变。教师应引导学生积极适应这种学习方式的转变,鼓励学生在学习过程中主动参与、积极探索和合作交流。例如,在课堂教学中,教师可以设计一些小组合作学习任务,让学生通过团队协作完成学习目标,培养学生的合作能力和团队精神。同时,教师还可以鼓励学生利用人工智能工具进行学习反思和自我评估,帮助他们更好地了解自己的学习进程和需求。

## 第五节　教学资源的拓展

新质生产力发展背景下,地方医学院校需通过教学资源拓展实现教育链、人才链与创新链的有机衔接。通过有效的教学资源配置,地方医学院校可以提升教育质量,培养出更适应社会需求、具备创新能力的医学人才,进而推动地方经济与健康产业的发展。教学资源拓展不仅仅是对现有资源的整合与利用,更是对新技术、新理念的积极吸纳与应用。

本节聚焦教材建设与管理、智慧教室建设、智慧教学管理系统建设这三部分，旨在通过对教学资源的创新性整合与优化，为地方医学院校在新质生产力驱动下提供切实可行的思路与策略。通过系统化推进教材建设，提升课程内容的前沿性和实践性；通过智慧教室的建设，打造智能化、互动化、高效化的教学环境；通过智慧教学管理系统的开发与应用，实现教学过程的精准管理和数据驱动的决策支持。

## 一、教材建设与管理

### （一）教材建设

#### 1. 锚定学科前沿，构建动态化知识更新机制

教材作为人才培养的重要载体，在新质生产力发展背景下，必须紧跟前沿知识，体现创新性和学科特色，注重提升原创性。医学领域知识更新换代迅速，新的研究成果、临床技术不断涌现，教材应及时将这些最新内容纳入，以提升教材的先进性。需构建动态化知识更新机制，定期跟踪学科前沿动态，鼓励教师积极参与教材内容的更新与完善工作，确保教材知识始终处于学科前沿。

#### 2. 创新形态载体，推进数字化资源深度融合

突破纸质教材的物理限制，加强新形态教材建设。新形态教材以纸质教材为基础，通过互联网技术实现纸质内容与数字资源的深度融合，既保留传统教材体系优势，又借助数字资源拓展学习维度。具体而言，通过将文字、图片、视频、动画等多媒体形式有机融合，增强教材的直观性与趣味性；构建在线课程平台整合教学视频、课件、习题等资源，支持学生随时随地开展自主学习；运用 VR/AR 技术打造沉浸式学习场景，通过虚实交互突破传统教学场景限制。通过这些方式，推进数字化资源与教材的深度融合，增强教材的互动性，帮助学生更好地理解和掌握课程内容，从而提高教学效果。

#### 3. 凸显区域特质，打造特色化内容体系

地方医学院校应结合自身办学特色、地域医疗需求以及优势学科，编写具有地方特色的教材。针对地方常见疾病或特色医疗技术，应融入当地独特的治疗方法与临床案例，使教材内容更具有针对性与实用性。同时，结合学校的优势学科进行教材编写，例如广西医科大学在地中海贫血和区域高发肿瘤研究方面具有较强实力，可以编写相关教材或将研究成果融入教材，突出学校的

学科特色，为培养地方特色医学人才提供有力支撑。

**4. 强化保障措施，建立高水平编写团队**

教材建设需要一支高水平的编写团队作为支撑。为此，需强化保障措施，提高教师编写教材的积极性和主动性。加大对教材编写的经费支持力度，设立教材编写专项基金，为编写团队提供充足的经费保障；在职称评定、绩效考核等方面，对参与教材编写的教师给予适当倾斜；鼓励学术水平高、教学经验丰富或具备统筹协调和资源整合能力的学科带头人和教学名师投身教材编写工作，发挥他们的引领作用。同时，支持中青年骨干教师，特别是长期在教学一线的优秀教师参与教材编写工作，通过传帮带的方式，培养一批具有教材编写能力的中青年教师队伍，为教材建设的持续发展提供人才保障。

### （二）教材管理

**1. 坚持党管教材**

地方医学院校党委应高度重视教材工作，将其纳入重要议事日程。应成立学校教材委员会，由校长兼党委副书记担任主任委员，党委常委担任副主任委员及其他委员。各学院应成立教材工作小组，组长由党组织书记担任，成员包括院长、分管教学的副院长以及各教研室主任等。应定期召开校院两级教材工作会议，加强统一认识，总结教材工作经验，分析形势，部署工作任务，确保有效落实党对教材工作的领导。

**2. 完善教材管理制度**

地方医学院校应不断完善教材管理相关制度，进一步规范教材的编写、审核、选用和采购等各个环节，强化教材的全过程管理。具体而言，在教材编写环节，应制定严格的编写人员资质审核标准与编写流程规范，确保编写团队具备扎实的专业知识和丰富的教学经验，同时紧跟医学学科发展前沿与教学实际需求，编写出高质量、有特色的教材内容。在审核环节，需建立多层级、多维度的审核机制，明确审核标准。选用环节则应依据教学大纲与课程目标，通过集体决策的方式，公平、公正、公开地选用优质教材。采购环节要建立健全采购制度，规范采购流程，加强供应商管理，确保教材采购的合法性、合规性与经济性。通过制度实现对教材从编写到采购全过程的有效管理，为教学活动提供坚实的资源保障。

**3. 严格教材选用及使用程序**

一是坚持“凡选必审”，严格教材选用工作程序。应严格按照相关规定履行教材选用程序，实行多级审查制度，强化教材选用审核把关。教研室根据人才培养目标、课程教学大纲及教学改革的需求，集体挑选拟选用的教材书目后，由二级学院教材工作小组对拟选用教材进行全面审核，包括适用性、专业性、思想性、政治性和意识形态等多个方面。经学院教材工作小组审核通过，应报请学校教材委员会审定后方可选用。

二是坚持“适用性、择优选用”原则，严格按照国家规定使用教材。思想政治理论课应统一使用统编教材，马克思主义理论研究和建设工程(简称马工程)重点教材涉及的课程需100%使用马工程重点教材。哲学社会科学(简称哲社)类课程和专业课程则优先选用国家规划教材，以确保教材内容的权威性和前沿性。此外，应定期组织对思想政治理论课教材、马工程重点教材及哲社类教材的使用情况进行重点监督，确保教材使用符合国家规定。

## 二、智慧教室建设

### (一)智慧教室概述

智慧教室是一种融合物联网、人工智能、大数据等技术的新型教室形式。通过智能硬件、数字化资源和动态数据分析，智慧教室实现了教学环境的智能化管理与教学过程的优化。它创建了一个高效、互动、个性化的学习环境，提高了教师的教学效果和学生的学习体验。在智慧教室中，教师和学生可以通过多种方式进行实时互动，获取丰富的多媒体教学内容，并在学习过程中进行个性化的知识探索。

### (二)智慧教室建设及功能

智慧教室的建设应坚持以学生为中心，符合师生教学需求，涵盖智能录播、互动教学、教学资源管理、教学数据分析等智慧教室的基本功能。

**1. 智能录播**

智能录播系统是智慧教室的重要组成部分，需能自动录制课堂教学过程，包括教师的讲解、学生的互动、多媒体课件的展示等。这些录播内容可以被保存、编辑和分享，可用于课后复习和自学，让学生能够随时回顾课堂内容。同时,教师也可以利用这些录播资料进行教学反思和改进,提升教学质量。

**2. 互动教学**

互动教学是智慧教室的一项重要功能。通过无线投屏、多屏互动等,教师能够与学生进行实时互动,开展分组讨论、交互解答、专题发言、学习评价等活动。这种互动不仅提升了学生的参与感,还促进了师生之间的沟通与交流,增强了学习的趣味性和有效性。

**3. 教学资源管理**

智慧教室应具备完善的教学资源管理功能,包括教学课件、视频、音频、文档等多种类型的数字化资源。这些资源可以被分类、标签化、搜索和共享,方便教师和学生快速找到所需的教学材料。同时,教学资源管理功能还应支持资源的更新和维护,确保教学内容的时效性和准确性。

**4. 教学数据分析**

智慧教室应融合管理平台,具备教学数据分析功能。系统能够收集并分析教学过程中的各类数据,例如通过智能分析算法实时监测学生的抬头率、前排就座率等关键指标,并以曲线图形式直观呈现分析结果。此外,系统还能识别学生的读写、听课、举手等具体行为,为教师提供全方位的课堂状态反馈,实现教学质量的精准监控。同时,平台还需对师生互动数据、学生学习数据等进行分析,为教师的教学改进与教学研究提供数据支持与决策依据。

**5. 个性化学习**

智慧教室应通过提供个性化学习方案,满足不同学生的学习需求。根据学生的学习数据,教师可以为每名学生制定适合的学习路径和目标,帮助他们按照自己的节奏进行学习,提高了学习效果。

**6. 远程教学与协作**

智慧教室还应支持远程教学功能,使教师能够与外地的学生进行实时互动。这一功能特别适用于医学等专业的远程培训和协作,方便学生在不同地点获得优质的教学资源与师资力量。

### (三)智慧教室建设优化策略

**1. 满足师生需求**

智慧教室的建设应始终围绕师生的实际需求,注重使用的便捷性。首先,教室内的设备布局要合理,操作界面必须简洁明了,以确保师生能够轻松上手。其次,应提供完善的技术支持与培训,帮助师生熟悉智慧教室的各项功能,从而提高使用效率。此外,可以通过建立用户反馈机制,及时了解师生在使用过程中遇到的问题和建议,不断优化教室的使用体验。

**2. 教学资源开放**

智慧教室应成为一个开放的教学资源共享平台。一方面,要鼓励教师将优质的教学课件、视频、音频等资源上传到教室的管理系统中,方便学生随时下载和学习;另一方面,应加强与其他教育机构和平台的合作,引入更多外部优质资源,以丰富教学内容和形式。同时,必须注重资源的版权保护,确保所有资源的合法合规使用。

**3. 加强数据治理**

智慧教室在运行过程中会产生大量数据,这些数据对教学质量的评估和改进具有重要意义。为此,应建立健全数据管理和使用规范,确保数据采集的合法性和安全性。首先,学校应明确数据的使用目的,制定相应的隐私保护措施,以保障师生的个人信息安全;其次,利用先进的数据分析工具,定期对教学数据进行清理、整合和分析,避免数据的重复与冗余,从而为教学决策提供科学依据。同时,建立数据反馈机制,使教师能够根据分析结果及时调整教学策略,进而实现精细化管理和个性化教学。

## 三、智慧教学管理系统建设

### (一)功能模块设计

智慧教学管理系统的建设是提升教育管理效率、促进教学质量的重要保障。以下是智慧教学管理系统应具备的主要功能模块。

**1. 教学计划管理模块**

教学计划管理模块负责制订和管理各类教学计划,包括课程设置、学期安排、教学大纲等内容。该模块应支持教师在线创建、修改和审核教学计划,并可以与学校的教学日历进行同步。此外,模块还应提供课程冲突检测功能,确保教师和学生的课程安排合理,避免时间上的重叠。

**2. 考务管理模块**

考务管理模块主要用于考试的组织与管理。功能包括考试安排、考场分配、试卷管理和成绩录入等。该模块应支持在线报名、考生信息管理以及考试信息的发布，方便学生获取相关信息。同时，系统应具备数据统计功能，能够自动生成各类考试分析报告，为教学改进提供依据。

**3. 学籍管理模块**

学籍管理模块负责学生信息的管理，包括新生录入、转学、休学、复学、毕业等各类学籍变动的记录与管理。该模块应能确保学生信息的准确性和完整性，支持批量处理和导入导出功能，以提高管理效率。此外，学籍管理模块还需提供数据查询和统计功能，方便学校进行学籍分析和决策。

**4. 成绩管理模块**

成绩管理模块用于记录、管理和分析学生的各类成绩。功能包括成绩录入、成绩查询、成绩统计与分析、生成成绩单等。该模块应支持教师在线录入和修改学生成绩，并能够自动计算各类统计数据，如平均分、及格率等。同时，系统还应允许学生和家长查看成绩，增强信息透明度，提高家校互动。

**5. 实践教学管理模块**

实践教学管理模块负责管理实验、实习、实践课程等实践教学活动。该模块应支持实践课程的安排、资源分配、学生报名和成绩评定等功能。通过实时记录和分析实践教学数据，教师可以及时调整教学内容和方法，确保实践教学的有效性和安全性。

**6. 教学评价管理模块**

教学评价管理模块用于收集和分析师生对教学过程的反馈，促进教学质量的提高。该模块应支持多种评价方式，如课程评价、教师评价和同学互评等，同时提供在线调查和问卷功能。系统应自动汇总评价结果，并生成可视化报告，帮助教师和管理层发现问题，优化教学策略。

**7. 教学项目管理模块**

教学项目管理模块负责管理各类教学项目，包括课程建设、教材建设、教学改革项目等。该模块应支持项目的在线申报、审批、进度跟踪和成果管理。教师可以在线提交项目申请，详细描述项目的目标、内容、预期成果和经费预算等信息。管理人员可以在线审批项目申请，查看项目的进展情况，并对项目的成果进行验收和评价。此外，模块还应提供项目数据的统计和分析功能，为学校的教学决策提供依据。

## （二）数据安全保障

在智慧教学管理系统中，涉及大量敏感数据，包括学生信息、成绩、教学资料等。因此，数据安全保障显得尤为重要。地方医学院校必须采取多种措施，确保数据的安全性与完整性，防止数据泄露和滥用。

**1. 建立数据加密机制**

数据加密是保护敏感信息的基本手段。地方医学院校应建立全面的数据加密机制，对所有敏感数据进行加密存储与传输。具体来说，存储在数据库中的学生信息和成绩等数据应采用强加密算法进行加密，确保即使数据被非法获取，攻击者也无法轻易解码。此外，在数据网络传输过程中，同样需要采用安全传输协议加密数据，以防止在传输过程中被截获。

**2. 设置严格的用户权限管理**

在智慧教学管理系统中，不同用户角色（如教师、管理人员、学生等）应具有不同的数据访问与操作权限。地方医学院校应建立完善的用户权限管理系统，确保只有经过授权的用户才能访问特定的数据和功能。例如，教师可以查看和管理自己教授课程的学生信息，而管理员则可以访问全面的系统数据。此外，系统应支持动态权限调整功能，能够根据用户角色和工作需求实时更新权限设置，从而提高数据使用的安全性与规范性。

**3. 定期进行安全评估**

为确保数据安全措施的有效性，地方医学院校应定期进行安全评估。通过分析系统日志、检查权限使用情况以及监测数据访问行为，可以及时发现异常情况和潜在安全隐患。同时，定期进行安全测试可以帮助识别系统中的漏洞，并及时进行修复和更新，从而增强整体的数据安全防御能力。

**4. 实施数据备份和恢复策略**

数据备份是保障数据安全的重要措施之一。地方医学院校应制定完善的数据备份策略，定期对重要数据进行备份，以防止数据因意外损坏或丢失而无法恢复。同时，必须建立有效的数据恢复机制，确保在数据丢失或系统故障时，能够快速恢复到正常运行状态，减少对教学和管理工作的影响。

## （三）与其他系统集成

智慧教学管理系统的建设不仅需要自身功能的完善，还应具备良好的兼容性,能够与学校其他相关系统进行无缝集成。这种集成不仅能够提高数据的流通效率,还能够增强各类管理工作的协同性,从而更好地支持学校的整体运营。以下是智慧教学管理系统与其他系统集成的几个重要方面。

**1. 与人事处系统集成**

人事处系统是学校管理师资信息的重要平台。将智慧教学管理系统与人事处系统进行集成,可以实现师资信息的共享与同步。具体来说,教师的基本信息、从事专业、学历、职称等信息可以自动从人事处系统同步更新到智慧教学管理系统中,确保数据的一致性和准确性。同时,教师的教学工作量、课程安排等信息也可以及时反馈到人事处,为教师的绩效考核和合理的工作安排提供有力支持。

**2. 与国资处系统集成**

国资处系统负责学校各项资源的管理,包括实验室设备、教学仪器等。通过将智慧教学管理系统与国资处系统集成,可以实现实验室设备信息的共享。这种集成可以帮助教师和管理人员快速查询设备的使用情况、维护记录和借用状态等,从而提高资源的使用效率。同时,实验室的使用数据和设备维护情况也可被纳入教学管理的统计和分析中,为后续的决策提供依据。

**3. 与财务处系统集成**

财务处系统是学校资金管理的重要工具。将智慧教学管理系统与财务处系统进行集成,可以实现教学经费的预算、支出和报销的自动化管理。例如,教师在办理教学项目经费使用时,可以通过智慧教学管理系统直接与财务处系统对接,简化报销流程,提高资金使用的透明度。这种集成不仅提升了资金管理的效率,也为学校的财务决策提供了实时、准确的数据支持。

# 第五章　实践教学的强化与拓展

## 第一节　优化实践教学体系

在医学教育中,实践教学具有举足轻重的地位,它是连接理论知识与临床实践的桥梁,是培养学生实践能力、创新思维和职业素养的关键环节。实践教学不仅能够让学生将所学知识应用于实际工作中,进而加深对医学理论的理解与掌握,还能够激发学生的探索精神和创新意识,培养学生在面对复杂临床问题时独立思考和解决问题的能力。同时,实践教学也是塑造学生职业素养的重要途径,在实践中的医患沟通、团队协作等经历中,学生能够逐步树立起以患者为中心的医疗观念,形成良好的职业道德和职业操守。

构建课程实践、专业实践、综合实践和社会实践"四位一体"的实践教学体系,通过系统化的课程实践夯实操作基础,以专业实践深化临床思维,借助综合实践强化跨学科协同能力,依托社会实践践行医学人文精神,全面覆盖医学教育的各个环节。这一体系从基础课程到专业技能,从综合应用到社会实践,层层递进、相互支撑。它不仅回应了新质生产力对医学人才能力结构升级的迫切需求,更是培养兼具精湛技艺与人文情怀的卓越医者的必由之路。

### 一、课程实践优化策略

医学基础课程实践是医学教育体系中不可或缺的一环,为学生后续的专业实践及临床工作奠定了基础。通过这一环节,学生得以将抽象的理论知识与具体的实际操作紧密结合,不仅加深了对医学基础知识的理解和掌握,还逐步培养了必备的医学素养和熟练的操作技能。更为重要的是,基础课程实践锻炼了学生的科学思维,塑造了他们严谨细致的工作态度,使他们在面对纷繁复杂的医学难题时,能够运用科学的方法和逻辑进行分析与解决。

#### (一)验证性实验向设计性、综合性实验升级

在医学基础课程实践教学中,验证性实验向设计性、综合性实验升级是优

化课程实践的重要举措。

验证性实验主要是验证理论知识的正确性,学生按照实验指导书的步骤进行操作,缺乏主动性和创造性。而设计性实验要求学生根据实验目的和要求,自行设计实验方案,包括实验材料的选择、实验步骤的制定和实验结果的预测等。综合性实验则是将多个知识点或技能综合起来,学生需要从系统角度出发,考虑实验的整体设计和各部分之间的相互作用,综合运用所学的知识和技能。

在设计性和综合性实验中,学生需要自主查阅文献、设计实验方案、进行实验操作和数据分析,这一过程不仅能够激发学生的科研兴趣和创新意识,还能够培养学生的自主学习能力和科研能力。同时,学生在实验过程中需要与小组成员分工合作,共同完成实验任务,这有助于培养学生的团队协作精神和沟通能力。

## (二)拓宽实验教学内容与深度

传统的医学基础课程实验教学内容往往局限于教材中的基础性实验和验证性实验,这些实验虽然有助于学生掌握基本的实验技能和验证理论知识,但存在内容单一、深度不足的问题,难以满足现代医学教育对培养学生创新能力和综合素质的要求。因此,需要积极拓宽实验教学内容,增加实验难度和深度,引入更多前沿的医学研究成果,不断提升学生的创新能力。

### 1. 引入新兴技术实验项目

根据医学科学的发展和临床实践的需求,不断引入新的、前沿的实验内容。这些内容可以涵盖医学领域的最新研究成果、新技术、新方法。通过这样的实验教学,学生能够接触到更广泛、更深入的医学知识,拓宽他们的视野,激发他们的科研兴趣和创新意识。

### 2. 设计多学科交叉实验项目

医学是一门综合性的学科,各学科之间相互联系、相互渗透。设计多学科交叉的实验项目,能够培养学生的综合思维能力和跨学科知识运用能力,提高学生的综合素养。

### 3. 提高实验难度和挑战性

随着学生学习的深入和能力的提升,应逐渐增加实验的难度和挑战性,让学生在更高水平的实验中锻炼自己的能力和素质。在实验过程中,教师要引导学生深入思考实验原理、实验步骤和实验结果,鼓励他们提出问题、分析问题、解决问题,培养他们的科学思维和批判性思维能力。

**4. 开展科研性实验项目**

鼓励学生参与科研活动,开展科研性实验项目,是加深实验教学深度的有效途径。教师可以结合自己的科研课题,设计一些适合学生参与的科研实验项目,让学生在科研实践中学习和应用基础医学知识,培养他们的科研素养和创新能力。

### (三)虚拟实验与现实操作深度融合

虚拟实验,作为一种基于计算机技术和仿真软件的实验方式,可以模拟真实的实验环境和操作过程。它不受时间、地点和实验资源的限制,为学生提供了一个安全、便捷、高效的学习环境。通过虚拟实验,学生可以反复练习实验操作,熟悉实验流程,掌握实验技能,同时无须担心实验材料的浪费和实验过程中的安全风险。然而,虚拟实验并不能完全替代现实操作。现实操作中的实物触感、实验现象的直接观察以及实验过程中的即时反馈等,都是虚拟实验所无法替代的。因此,将虚拟实验与现实操作深度融合,可以充分发挥两者的优势,相互补充,实现更好的教学效果。

在具体实施中,虚拟实验可以作为现实操作的预习和准备手段。学生在进行现实操作之前,可以先通过虚拟实验熟悉实验步骤和操作要点,减少现实操作中的失误和错误,提高实验效率。同时,虚拟实验还可以用于模拟一些复杂或危险的实验场景,让学生在安全的环境中进行体验和学习,进一步提高实验教学的效果。

另外,现实操作中的数据和结果也可以作为虚拟实验的验证和拓展的依据。学生可以将现实操作中得到的数据输入到虚拟实验系统中,进行进一步的分析和处理,从而加深对实验原理的理解。同时,学生还可以根据现实操作中的经验和发现,设计新的虚拟实验项目,拓展实验教学的深度和广度,提高实验教学质量。

### (四)临床思维与理论知识的有机结合

首先,教师以典型临床案例作为课程的开头,这些案例通常选取具有代表性、能够反映疾病本质和实验内容的真实或模拟病例。通过描述患者的症状、体征、检查结果等,教师引导学生进入临床情境,帮助学生感受医生在面对患者时的思考过程。

其次,教师组织学生以小组为单位进行讨论。在讨论过程中,学生需要运用所学的基础医学知识,对病例进行分析、推理和判断,探讨疾病的可能原因、发展机制和治疗方法,以及与实验操作密切相关的原理和技术,为接下来的实验教学做好铺垫。教师在学生讨论的基础上,进一步梳理和归纳学生讨论的知识,为接下来的实验教学做好铺垫。

最后,教师进入实验内容的教学。在讲解实验原理、实验操作中的重难点时,教师紧密结合之前的临床案例和小组讨论成果,将理论知识与临床实践相结合。通过实例讲解、演示操作和学生动手实践等方式,使学生深刻理解实验原理,掌握实验技能,并将所学知识应用于实际问题的解决中,提高学生的实践能力和综合素质。

以典型临床案例进行课程导入,引导学生以小组为单位进行讨论,引出相关基础医学知识,再进入实验内容的教学,这一教学方法有效地实现了临床思维与理论知识的有机结合。它不仅提高了学生的学习兴趣和积极性,还培养了学生的临床思维能力、团队协作精神和实践能力,为后续专业学习及实践奠定基础。

## 二、专业实践强化措施

专业实践在医学专业中即临床实践,是医学教育中的重要环节。通过临床实践,学生能够将课堂上学习的医学知识与真实的临床案例相结合,深化对疾病发病机制、诊断、治疗等方面的理解。在实践中,学生通过实际操作不断提升临床技能水平,同时,面对复杂多变的临床情境,学生的临床思维和决策能力也能得到有效锻炼。在实际工作中,学生还将学习有效的医患沟通技巧,进一步提高职业素养。鉴于此,采取多种措施强化专业实践,对于培养高素质医学人才具有重要意义。

### (一)强化岗前培训及教育

岗前培训不仅为学生在实习中提供必要的理论基础和技能支持,还有助于他们正确处理实习与考研之间的关系,明确未来的发展方向。因此,强化岗前培训及教育有助于确保临床实习的质量和效果。

**1. 岗前培训内容**

岗前培训的内容应当涵盖理论与技能两个方面。理论方面,首先需要引导学生建立正确的观念,处理好临床实习与考研之间的关系。许多学生在实习期间容易陷入考研的焦虑中,这时,岗前培训应提供关于考研、规培及就业规划的指导,帮助学生理清思路,规划未来。此外,岗前培训还需讲解实习管理与考核的相关内容,确保学生了解实习的纪律要求和安全注意事项,避免在实习期间出现不必要的风险。同时,心理辅导也是不可或缺的一部分,帮助学生调整心态,适应高强度的实习生活。

在技能方面,岗前培训应侧重于临床常见操作的培训,例如心肺复苏、静脉穿刺、换药、胸腔穿刺等技能。这些操作是学生在临床实践中经常会接触到的,通过岗前培训,学生能够在正式实习之前先行练习,降低实习期间的操作风险。

**2. 岗前培训形式**

为了提高岗前培训的效果,应采用多样化的培训方式。理论知识可以通过讲座、研讨会等形式进行。技能培训以小组为单位,让每位学生都有练习的机会。在模拟病房、技能训练中心等场所,由专业教师进行示范操作,然后让学生进行实际操作练习,教师在一旁进行指导和纠正。通过小组培训,学生之间可以相互学习、相互交流,共同提高技能水平。

**3. 岗前培训评估**

岗前培训的评估是检验培训效果的重要环节。可以采用调查问卷、理论考试和技能操作考核等方式进行综合评估。调查问卷可以了解学生对培训内容的满意度、理解程度及对未来实习的信心;理论考试则通过测试学生对临床知识、实习规章制度的掌握情况,确保他们在实习中能够运用所学知识,遵守各项规章制度;技能操作考核则评估学生在实际操作中的熟练程度和应变能力。通过多维度的评估,能够有效发现培训中的不足之处,并为后续的培训改进提供参考依据。

### (二)强化实习过程管理

强化实习过程管理能够确保学生在实践中获得系统的指导和支持,从而提升其专业能力和综合素质。为了实现这一目标,需要从完善管理制度、建立三级管理机制及制订详细的实习计划三个方面着手。

**1. 完善相关管理制度,明确考勤要求**

建立完善的管理制度是确保实习过程顺利进行的前提。首先,考勤管理制度应明确规定学生的考勤要求,包括出勤率、请假程序和缺勤处理等。考勤不仅影响学生的成绩评定,也反映出学生的责任心和职业素养。因此,学校应要求学生在实习期间保持高出勤率,并制定相应的惩罚措施,例如对于缺勤超过规定次数的学生,应进行相应的处分和补实习安排,以促进学生对实习的重视。

**2. 形成学校-基地-科室三级管理机制**

建立一个有效的三级管理机制是强化实习过程管理的核心。该机制由学校、实习基地和科室三方组成,各自承担不同的职责和角色,共同保障实习过程的顺利进行。

首先,学校作为管理的主体,负责制定整体的实习管理政策,组织实习前的岗前培训,并定期对实习进行监督评估。学校应设立专门的实习管理部门,负责与各实习基地的沟通协调。

其次,实习基地是学生实践活动的主要场所,负责实施学校的实习管理政策,并根据实际情况进行适当调整。基地应设置专门的实习管理人员,负责学生的日常管理与考核,及时反馈学生的表现情况。同时,实习基地应为学生提供必要的学习资源和支持,如安排经验丰富的带教老师,指导各项技能操作等,确保学生在实习过程中获得充分的实践机会。

最后,科室作为实习的具体实施单位,负责对学生的日常工作进行指导与监督。科室带教老师需定期与学生进行沟通,了解其学习需求,协助解决在实习中遇到的问题。此外,各科室应积极参与学生的考核工作,提供客观的评价与反馈,帮助学生在实习过程中的成长与发展。

通过这种三级管理机制,能够有效整合学校与实习基地的资源,形成良好的沟通渠道,提升实习管理的效率和效果。各方的协作也能够相互促进,共同推动医学生的专业发展。

**3. 制订详细的实习计划**

实习计划是学生在实习过程中学习与成长的蓝图,制订详细的实习计划能够为学生提供明确的方向和目标。实习计划应根据学生的专业特点进行制定,确保实习内容的全面性和针对性。实习计划应包括实习的目标、任务、时间安排、考核标准等要素,以使学生在实习过程中有明确的方向和目标。同时,实习计划还应具有一定的灵活性和可调整性,以适应实习过程中的变化和需求。在制订实习计划时,还应充分考虑学生的实际情况和需求。例如,可以设置一些选修项目或特色实习项目,以满足学生的个性化需求和发展方向。

### (三)强化实习教学活动

临床实习教学活动是临床实践中不可或缺的重要环节,通过教学查房、小讲课、病例讨论等教学活动,学生能紧密结合临床理论知识与临床实践,深化对疾病诊断、治疗和预后的理解。强化实习教学活动有助于提高学生的临床思维能力。

**1. 明确实习教学活动规范**

为了确保临床实习教学活动的有序进行和教学质量,学校及各临床教学基地应首先明确实习教学活动的规范。应选拔具有丰富临床经验和教学经验的医师担任带教老师,确保教学质量。合理安排各类实习教学活动的次数,如每周至少进行一次教学查房,每两周安排一次小讲课,每月组织一次病例讨论。实习教学内容应涵盖本科室相关的临床专业知识、临床技能、医患沟通等方面,注重实用性和针对性,以使学生全面掌握临床所需的知识和技能。同时,应建立实习教学活动的督导机制,定期对活动进行检查和评估,及时发现问题并进行整改。

**2. 提升实习教学活动效果**

为了提升实习教学活动的效果,应不断优化实习教学活动的内容和方式。在教学内容方面,应精心挑选典型病例,并根据医学领域的最新进展和临床实际需求,不断更新实习教学活动的内容。在教学方式方面,多采用讨论式、互动式教学方法,激发学生的学习兴趣和积极性。此外,还应根据学生的个体差异和学习需求,提供个性化的教学方案和指导。

**3. 加强实习教学活动督导**

学校及各临床教学基地应加强对实习教学活动的督导。成立专门的督导小组或委员会,负责实习教学活动的监督和评估工作。定期对实习教学活动进行检查和评估，包括教学内容、教学方式、教学效果等方面，及时发现问题并提出改进意见。将督导结果及时反馈给相关部门和人员，督促其进行整改，确保实习教学活动的质量和效果不断提升。

### （四）强化实习考核

实习考核不仅是对实习学生在实习期间所学知识和技能的检验，更在保障和提升教学质量方面发挥着关键作用。科学合理的考核体系能够精准地反映学生对临床理论知识、操作技能、医患沟通能力及职业素养的掌握程度，为学生的职业发展提供可靠的能力评估。同时，统一各实习基地的评分标准，确保考核的公平性、客观性和科学性，这对于激发学生学习动力、培养高素质医学人才，以及推动医学教育质量的持续提升，具有重要保障作用。

**1. 考核内容的设计**

实习考核内容应全面且具有针对性，包括理论考核与技能考核两大核心板块。理论考核部分重点检验学生对临床理论知识的掌握情况，涵盖疾病的发病机制、临床表现、诊断标准、治疗原则等，确保学生具备扎实的医学知识基础。技能考核则着重评估学生的临床实践能力，包括病史采集、体格检查及临床常见操作。此外，医患沟通技巧和职业素养也应纳入考核范畴，以全面评价学生在实习中的综合表现和专业素养。

**2. 考核方式的多样化**

为全面、客观地评价学生的学习效果，应采用多样化的考核方式。理论考试可灵活运用口试、笔试或机试等形式。其中，笔试和机试适合大规模实施且评分更为客观统一，而口试则有助于直接考查学生的知识运用和应变能力。技能考试可以引入客观结构化临床考试（OSCE）等方式，通过模拟真实的临床情境，综合评估学生的动手能力、临床思维、沟通技巧及职业素养，弥补传统考核方式的不足，提升考核的全面性和真实性。

**3. 考核反馈及改进**

考核结束后，应及时向学生反馈考核结果，并提供详细的评估意见。这不仅帮助学生了解自身在知识和技能方面的不足，还能增强他们对职业素养的认识。针对考核中暴露的问题，教师应指导学生制订个性化的改进计划，明确学习目标和努力方向，从而促使学生在后续的学习和实践中不断提升综合能力。

**4. 考核的激励机制**

将实习考核结果与评优评先、研究生免试推荐等重要事项挂钩，形成有效的激励机制。这种机制能够充分调动学生实习的积极性和主动性，鼓励他们在实习期间努力学习、积极实践，不断提升自己的专业水平和综合能力。同时，也有助于树立良好的学习风气，促进医学教育整体质量的提升。

## 三、综合实践拓展途径

综合实践拓展是医学教育从单一技能训练向复合能力培养转型的重要举措。在新质生产力发展的背景下，传统的课程实践和临床专业实践已无法满足医学人才培养的要求。通过参与跨学科科研项目、创新创业项目以及综合技能比赛，学生能够打破学科壁垒，培养解决复杂医疗问题的核心素养。

### （一）跨学科科研项目

通过参与跨学科科研项目，学生不仅可以接触医学边缘学科的前沿知识和研究方法，还能拓宽学术视野。这种参与不仅提升了他们的科研能力，还锻炼了沟通协调、团队合作及创新思维等多方面的能力。

**1. 项目实施与管理**

(1)项目选题与设计。

在教师的指导下，鼓励学生结合医学领域的实际问题和学科前沿，提出具有创新性和可行性的跨学科研究课题。选题应涵盖多个学科的知识和方法，例如临床医学与生物学、物理学、化学和计算机科学等交叉领域。通过这样的选题，学生能够更深入地理解不同学科之间的联系，为解决复杂的医学问题打下基础。

(2)团队组建与协作。

跨学科团队需打破院系壁垒，成员包括来自不同学科专业的同学及指导教师。团队成员之间应明确分工，充分发挥各自学科的优势，定期进行交流与讨论，以共同推进项目的进展。通过这种团队合作，学生能够学习到不同学科的思维方式，实现知识的互补与融合。

(3)资源支持与保障。

学校和相关部门应为跨学科科研项目提供充足的资源支持，包括实验设备、场地和经费等方面。同时，建立项目管理机制，对项目进展进行定期检查和评估，以确保项目的顺利实施。这样的支持不仅能提高科研效率，还能够激励学生积极参与研究。

**2. 成果转化与应用**

学生应积极参加各类学术会议和交流活动，展示项目研究成果，并与同行专家进行交流与探讨。这种参与不仅帮助学生获取反馈和建议，还能提升他们的学术影响力。另外，指导学生将研究成果整理成学术论文，并投稿至相关领域的专业期刊，以拓宽其学术视野。

对于那些具有临床应用价值的科研成果，教师应指导学生通过与医疗机构的合作，开展临床试验或应用示范，以验证成果的有效性和可行性。这样，不仅能为临床工作提供新的技术手段和解决方案，还能促进科研成果的实际应用。

### （二）创新创业项目

学生参与创新创业项目，能够将所学的医学知识与市场需求相结合，培养创新意识和创业精神，为未来的职业发展开拓新的道路。创新创业项目有助于推动医学科技成果的转化和应用，使科研成果能够更快地惠及社会。通过项目的实施，学生能够深入了解医学科技的产业化过程，掌握从实验室研究到市场产品开发的关键环节。

**1. 项目实施与管理**

学校应积极构建创新创业孵化平台，为医学生提供全方位的项目孵化服务。组织专业的导师团队，对学生的创业项目进行全程、细致的指导。指导内容涵盖项目策划的初步构思、市场调研的深入进行，以及商业模式设计的合理性等方面，确保项目能够顺利开展。

（1）团队建设与培训。

在项目实施过程中，应着重培养学生组建和管理创新创业团队的能力。团队成员的专业背景应相互补充，形成优势互补，同时强调团队协作的重要性。为此，学校应开展一系列创业培训课程和实践活动，旨在提升学生的创业综合素质和实践能力。

（2）资源对接与支持。

学校应充分发挥其桥梁作用，帮助学生团队与企业、投资机构等建立紧密的联系。通过积极的沟通和协调,争取到更多的项目资金和资源支持,为项目的顺利进行提供有力的保障。

**2. 项目评估与激励**

(1)建立评估机制。

为了确保创新创业项目的质量和效果,应制定一套科学合理的项目评估指标体系。这一体系应定期对项目的进展和成果进行全面的评估,评估内容应涵盖项目的创新性、市场前景的广阔性、团队能力的强弱,以及经费使用的合理性等多个方面。

(2)激励措施与奖励。

为了激发学生的创新创业积极性,应设立创新创业奖励基金。对于表现优秀的项目团队和个人,应给予充分的表彰和奖励。奖励形式可以多样化,既包括资金上的支持,也包括荣誉证书的颁发,还可以是创业孵化资源的优先使用权等。通过这些激励措施,进一步激发学生的创新创业热情,推动更多优秀项目的涌现。

### (三)医学生综合技能比赛

医学生综合技能比赛为学生提供了一个展示自我和相互学习的平台,能够有效激发学生对医学知识和技能的学习兴趣,增强其主动性和积极性。比赛涵盖多种技能,促使学生在知识储备、实践操作、沟通协作等多方面得到锻炼,培养全面发展的医学人才。

**1. 比赛内容与形式**

比赛内容涵盖病史采集、体格检查、临床操作技能等多个方面,全面考查学生的医学知识和实践能力。初赛采用 OSCE 多站式考核,每个站点根据需要设置 1~4 个项目,每站比赛时间 8 min,时到即停,选手进入下一站,直至参赛队单向循环完成各站竞赛内容。决赛设置复杂病例处理和多学科协作环节,为赛道式,每轮设 3 条赛道,每条赛道设多项操作站点,要求学生在规定时间内完成各项任务,展示其综合技能水平。

**2. 赛后总结与反馈**

赛事结束后,应对比赛成绩进行详细分析,找出学生在不同技能领域的优势和不足。通过这种分析,教师可以为后续教学提供针对性指导,帮助学生明确需要改进的方向。例如,可以根据比赛结果设计相应的技能提升课程,确保学生在薄弱环节上得到更多的关注和训练。

此外,组织获奖学生和指导教师分享比赛经验和学习方法,可以帮助其他学生从中受益,提升整体学习效果。这种经验分享不仅能够激励其他学生努力学习,还能促进经验的传承与交流,营造良好的学习氛围。

## 四、社会实践融入策略

社会实践是医学教育的重要组成部分,它为学生提供了一个将理论知识应用于实际、了解社会医疗需求、培养职业素养和人文关怀精神的平台。在新质生产力发展的背景下,医疗不仅仅是治疗疾病,还包括预防疾病、促进健康和提高生活质量等综合性工作。通过参与社会实践,学生能够深入了解不同社会群体的健康状况和医疗需求,全面考虑患者的医疗问题。这种经历有助于培养医学生的社会责任感和职业使命感,使他们明白医生不仅是一个技术职业,更是一个社会角色,需要关注患者的整体健康和社会福祉。此外,社会实践还能帮助学生在真实的工作环境中锻炼沟通技巧、团队协作能力和问题解决能力,这些软技能对于未来的职业发展至关重要。因此,将社会实践融入医学人才培养中,是培养全面发展的高素质医学人才的必要途径。

### (一)社会实践融入途径

#### 1. 纳入人才培养方案

将社会实践纳入医学人才培养方案,是确保社会实践得到有效实施的关键。医学院校应将社会实践作为必修课程或重要教学环节,明确实践目标、内容、形式、学分要求和考核标准。通过课程设置,使社会实践成为学生学习过程的一部分,确保每位学生都能参与到实践中来。例如,可以设置专门的社会实践课程模块,安排在特定的学年或学期,让学生有计划地投身于各类社会实践项目。同时,将社会实践与理论教学紧密结合,形成理论与实践相互促进的教学体系,为学生提供全面发展的学习平台。

#### 2. 实践基地建设与合作

建立和完善医学社会实践基地是实施有效的社会实践的重要基础。高等医学院校应与社区医院、基层医疗机构、公共卫生部门等建立紧密的合作关系,形成多层次、多领域的实践基地网络。通过这些实践基地,学生可以在真实的医疗环境中进行实践,观察和参与日常的医疗工作,以增强其对医疗实际的认知。同时,学校与实践基地之间的定期交流与反馈机制可以不断优化实践内容,使之更符合社会需求和学生成长的要求。

**3. 师资建设**

师资建设是确保社会实践有效实施的重要保障。医学院校应重视社会实践师资队伍的建设,选拔具有丰富临床经验和教学能力的医生、护士等医疗专业人员作为实践指导教师。同时,加强对实践指导教师的培训和管理,提高他们的教学水平和指导能力。此外,还可以邀请社会医疗机构的专家、学者来校进行讲座和交流,为学生提供更广阔的视野和更多的学习机会。

### (二)社会实践开展形式

**1. 社区医疗服务**

通过参与社区卫生服务中心、乡村医疗站等机构的工作,学生能够深入了解社区居民的健康状况、常见疾病以及预防和管理措施。在社区医疗服务中,学生可以进行健康宣教、疾病筛查、基础健康检查等活动,这不仅帮助学生锻炼沟通能力和临床技能,也使他们认识到基层医疗的重要性和面临的挑战。通过这样的实践,学生能够更好地理解患者的需求,增强其社会责任感和人文关怀精神。

**2. 公共卫生实践**

公共卫生实践是提升医学生公共卫生意识和能力的重要途径。通过参与流行病学调查、健康教育活动和公共卫生应急演练等活动,学生能够学习如何评估和应对公共卫生问题。在社区或学校开展健康宣传、疾病预防控制和卫生知识普及活动,可以帮助学生理解公共卫生政策的实施和影响。同时,学生还可以通过参与疾病监测、环境卫生检查等活动,增强对公共卫生事务的敏感性和应对能力。这种实践不仅有助于提升学生的专业素养,也能为社会健康发展贡献力量。

**3. 医疗扶贫与志愿服务**

医疗扶贫与志愿服务是促进社会公平和健康的重要方式。通过参与"三下乡"等志愿活动,医学生可以走进偏远地区,提供免费的医疗服务和健康教育。这类活动不仅能帮助解决边远地区医疗资源不足的问题,还能增强学生的社会责任感和使命感。在这样的实践活动中，学生不仅能够锻炼自己的临床技能，还能学会如何在资源有限的情况下为患者提供优质的医疗服务。此外，通过与当地居民的接触，学生可以更深入地理解医疗资源不均衡的问题，从而激发他们在未来职业生涯中为改善医疗条件而努力的决心。

### （三）社会实践考核与评价

**1. 建立科学的考核指标**

制定涵盖学生参与社会实践的频率、态度、技能提升、社会反馈等多维度的考核指标，全面、客观地评价学生在社会实践中的表现。具体而言，参与频率可以通过学生在特定时间内参与社会实践活动的次数来衡量，旨在鼓励学生积极投身于各类实践项目；参与态度则通过观察学生在实践过程中的主动性和积极性进行评估，例如是否能够按时完成任务、是否愿意承担额外责任等，以此判断学生对社会实践的重视程度；技能提升维度重点关注学生在专业技能上的进步，如健康宣教能力、沟通能力和专业技能等，这些可以通过对比学生在实践前后的表现来进行量化评价；社会反馈则收集服务对象、指导教师及同伴对学生实践表现的反馈，作为评价的重要依据，确保评价的全面性和客观性。

**2. 评价方式多样化**

采用自我评价、同伴评价、指导教师评价、服务对象评价等多主体评价方式，确保评价结果的公正性和全面性，促进学生在社会实践中不断反思和进步。自我评价能够促使学生对自己的实践表现进行深入反思，发现自身的优势与不足，从而明确未来努力的方向；同伴评价则有助于学生从同龄人的视角了解自己在团队合作、沟通交流等方面的表现，促进相互学习和共同成长；指导教师评价提供了专业视角的判断，教师可以根据学生在实践中的专业技能运用、问题解决能力等进行客观评估，给予学生专业性的指导意见；服务对象评价能够直接反映学生社会实践的实际效果，通过收集接受服务的个体或群体的反馈，了解学生在满足实际需求、解决问题等方面的表现。

## 第二节　实践教学资源拓展

在新质生产力发展背景下，实践教学资源的拓展在医学教育中具有重要作用。实践教学资源拓展不仅响应了医学教育改革的需求,解决了传统教学模式中理论与实践脱节的问题,增强了学生的实际操作能力和临床思维,还提升了学生的综合素质,使他们具备扎实的专业知识、强大的实践能力和良好的沟通能力。此外,拓展实践教学基地促进了校企合作与社会服务,使医学教育更贴近社会需求,培养出符合市场导向的医学人才。同时,这一拓展提高了教学质量与效率,通过引入先进设施和科技手段,提升了学生的学习体验并实现了灵活的教学方式。实践教学资源的丰富也为科研与创新提供了机会,培养学生的创新意识和科研能力,推动医学领域的快速发展。最后,随着医学教育日益个性化的趋势,拓展的实践教学资源为不同背景、兴趣和发展方向的学生提供了多样化选择,促进了个性化培养。

## 一、实验室建设与管理

### (一)实验室规划与建设

#### 1. 明确实验室定位与目标

在新质生产力发展的背景下,医学教育实验室的定位与目标应紧密围绕培养复合型高素质医学人才这一核心任务。实验室不仅是传授专业知识和技能的场所,更是激发学生创新思维、培养学生的实践能力与团队协作精神的重要平台。短期目标是满足当前医学课程教学大纲的要求,为学生提供基本的实验条件和实践机会。长期目标应是打造具有前瞻性、开放性和创新性的医学实践教学基地,以适应医学科学的快速发展和社会对医学人才的不断变化的需求,从而为医学教育的持续发展和医学研究的创新提供有力支撑。

#### 2. 科学规划实验室布局

科学合理的实验室布局是提高实践教学质量的重要保障。首先,应根据实验室的功能定位和实验教学流程,对实验区、准备区、办公区、数据处理区等进行明确的功能分区。实验区应具备良好的通风、照明和操作条件,以确保实验的准确性和安全性;准备区用于实验前的准备工作,如试剂配制、仪器调试等,应靠近实验区,便于实验物品的运输和人员的流动;办公区为教师和实验人员提供相对独立的办公场所,以减少对实验区的干扰;数据处理区则应配备先进的计算机和数据处理软件,方便学生对实验数据进行分析和处理。

其次,优化实验室的空间利用,根据实验设备的尺寸和实验操作的要求,合理安排设备的摆放位置,以确保实验的高效性和安全性,确保人员在实验室内的流动顺畅,避免拥堵和交叉干扰。此外,还应考虑实验室的扩展性,在布局设计时预留一定的空间和接口,以便未来实验室功能的扩展和设备的更新。

**3. 信息化与智能化建设**

信息化与智能化建设是新质生产力发展背景下,提升医学教育实验室功能与效率的重要措施。通过引入先进的信息技术和智能设备,实现实验室的数字化管理、智能化运营及远程教学协作。

信息化建设是指建立实验室信息管理系统,实现实验数据、仪器设备、教学资料等的信息化管理。这有助于提高实验数据的准确性和可追溯性,优化仪器设备的使用效率和管理水平,方便师生获取和共享教学资源。

智能化建设是指引入智能设备和技术,如虚拟仿真实验系统、智能监控系统、人工智能辅助诊断系统等,提高实验室的自动化程度和智能化水平。这有助于减轻师生的负担,提高实验教学的效率和准确性,为医学教育创新提供有力支撑。

通过加强对实验室信息化与智能化建设,不仅能够提升实验室的管理水平和服务质量,还能为学生提供更加便捷、高效的学习环境,促进医学教育的现代化发展。

## (二)实验室设备更新与维护

**1. 设备更新的必要性**

随着医学科学的不断发展,新技术、新设备层出不穷,实验室设备的更新变得尤为重要。更新设备的必要性主要体现在以下几个方面。

(1)提升实验效率与精确度。

新型设备往往具备更高的性能和更好的精度,能够减少操作时间,提高数据采集速度,从而提升实验的效率和结果的可靠性。

(2)适应新技术与研究需求。

医学研究领域的快速变化要求实验室能够及时采用新的技术手段和设备,以满足新兴研究方向的需求。通过更新设备,实验室能够在技术上保持竞争力,顺应学术发展的趋势。

(3)减少故障率与维护成本。

老旧设备使用频繁,故障率高,维修成本逐渐增加。更新设备可以减少故障发生频率,降低维护成本,确保实验室的正常运行。

**2. 设备更新策略**

(1)需求评估。

深入分析教学科研需求,明确所需设备的类型和数量。同时,关注医学领域的最新技术发展,评估引进新技术设备的必要性和可行性。

(2)预算规划。

制定合理的设备更新预算,考虑设备的购置成本、安装调试费用、培训费用等。积极争取多方资金支持,包括政府拨款、科研项目经费和企业合作等。

(3)选型与采购。

根据需求评估结果,选择性能稳定、技术先进、性价比高的设备。与供应商签订详细的采购合同,明确质量保证条款和售后服务内容。

**3. 设备维护措施**

(1)预防性维护。

制订设备维护计划,定期进行清洁、校准和保养等操作,建立设备维护档案,记录每次维护情况和发现的问题。

(2)人员培训。

加强对师生的设备操作和维护培训,提高他们的专业技能和责任意识。定期组织技术交流和培训活动,更新维护人员的知识和技能。

(3)故障处理与应急响应。

建立设备故障快速响应机制,确保在设备故障时及时采取措施。制定应急预案,明确在设备故障情况下的教学调整方案。

### (三)实验室安全与管理

**1. 实验室安全的重要性**

实验室安全不仅关乎实验室工作人员的健康和安全,也直接影响实验室的教学质量和研究成果。实验室安全的重要性体现在以下几个方面。

(1)符合法规要求。

国家对实验室安全有严格的法律法规要求,建立完善的安全管理体系不仅是法律的要求,也是提升实验室管理水平的重要表现。

(2)保护人员安全。

实验室通常涉及化学药品、生物样品和高风险仪器,安全管理措施可以有效防止事故的发生,保护工作人员的生命安全和身体健康。

(3)保障实验流程的顺利进行。

安全的实验环境能够确保实验工作正常进行,避免因安全事故造成的中断和损失,保障研究的连续性和有效性。

**2. 实验室安全责任体系**

(1)校级责任体系。

学校主要负责人是第一责任人,分管实验室工作的校领导是重要领导责任人。学校设立实验室安全工作领导机构,明确职能部门和二级单位的职责,配备专职安全人员,并与二级单位签订安全责任书。

(2)二级单位责任体系。

二级单位党政负责人是主要责任人,明确分管实验室安全的班子成员和管理人员,与实验室负责人签订安全责任书,定期开展隐患检查和应急演练。

(3)实验室责任体系。

实验室负责人是直接责任人,负责日常安全管理,包括安全准入、隐患整改和个人防护。项目负责人是项目安全的第一责任人,需进行危险源辨识和风险评估。

**3. 实验室安全管理制度**

(1)安全检查制度。

定期开展“全过程、全要素、全覆盖”的安全检查,实行问题排查、登记、报告、整改、复查的“闭环管理”。

(2)教育培训与准入制度。

所有进入实验室的人员需接受安全知识、技能和操作规范培训,考核合格后方可进入。

(3)风险评估与管控制度。

涉及重要危险源的项目需进行风险评估,明确安全隐患和应对措施。

(4)危险源全周期管理制度。

对危险源进行动态管理,建立动态数据库,制定管理实施细则。

(5)分级分类管理制度。

根据危险源情况对实验室进行分级分类管理。

(6)应急制度。

建立应急预案,定期开展应急演练,保障应急物资和人员到位。

(7)事故上报制度。

发生事故后依法依规开展调查,追究责任。

## (四)实验室开放与共享机制

### 1. 实验室开放的必要性

(1)资源优化配置。

随着实验室教学科研设备和资源的逐渐增加,实验室开放能够有效避免资源的闲置与浪费。通过共享,教学科研人员可以充分利用高端设备和实验环境,提高教学及科研效率。

(2)促进学术交流与合作。

实验室开放为不同学科背景的教学科研人员提供了良好的交流平台,促进了跨学科合作,推动了知识的共享与创新。开放的环境鼓励教学科研人员分享经验和成果,从而推动整体教学质量及学术水平的提升。

(3)培养创新人才。

实验室开放不仅为在校学生提供了实践机会,也为外部科研人员和企业提供了技术支持。这种互动有助于培养具有创新能力的人才,提升学生及科研人员的实践能力和综合素质。

### 2. 实验室共享机制的构建

为了有效实施实验室开放与共享,需建立完善的共享机制,主要包括以下几个方面。

(1)明确开放政策。

制定实验室开放管理办法,明确开放的目标、范围、条件和程序,使师生能够清晰了解实验室的开放政策及使用规范。

(2)建立资源共享平台。

搭建实验室资源共享平台,提供设备信息、使用指南、预约系统等功能,方便师生了解实验室的开放状态和可用资源。平台可以包括在线预约、使用记录和反馈机制,以便于管理和改进。

(3)技术支持与服务。

开放实验室应配备专业技术人员,提供必要的技术支持与培训,确保师生在使用设备时能够得到及时的指导和帮助。同时,定期组织培训和交流活动,提高师生的使用技能与安全意识。

#### 3. 实验室开放与共享的管理

(1)使用申请与审批。

建立规范的使用申请流程,师生需提交相关研究计划和设备使用需求,经实验室管理团队审核后方可使用。审批流程应简化,以提高开放效率。

(2)安全管理与责任划分。

在实验室开放中,安全管理至关重要。需明确使用者的安全责任,确保遵循实验室的安全规章制度,进行必要的安全培训。同时,实验室管理人员应定期检查设备和环境,确保安全隐患得到及时排查和整改。

(3)使用反馈与评估。

师生在使用实验室后,可以通过反馈机制提出意见和建议。定期对实验室开放情况进行评估,及时总结经验,优化管理流程,提升实验室开放与共享的质量。

## 二、实践教学基地扩充与管理

### (一)实践教学基地的扩充策略

#### 1. 实践教学基地建设目标

首先,实践教学基地的建设目标应紧密结合新质生产力的特征,强调技术与创新的重要性。在现代医学中,数字化、信息化和智能化技术的快速发展要求医学专业的学生不仅掌握先进的医疗技术和设备,还需具备在复杂医疗环境中应用新技术的能力。因此,实践教学基地需为学生提供接触前沿技术的机会,提升他们的专业技能,并培养他们的技术应用能力。此外,随着医学研究日益强调跨学科合作,实践基地还应鼓励学生在医学与其他学科之间建立联系,培养他们的跨学科思维能力和合作能力。

其次,实践教学基地的建设要围绕医学教育目标,注重提高学生的临床实践能力。通过多样化的实践方式,使学生在真实或仿真的环境中锻炼技能。同时,医学教育不仅仅是知识的传授,更应关注学生的人文素养和伦理观念的培养。实践基地应提供相应的实践教学活动,帮助学生在面临复杂医疗情境时,能够更好地理解患者的需求,增强社会责任感。

第三,实践教学基地的建设目标还应关注社会服务需求,确保学生能够更好地服务于社会。例如,学校可以与社区医院或卫生服务中心合作建立实践教学基地,开展义诊活动和健康教育项目,让学生在实际的社区环境中了解和满足当地居民的医疗需求。此外,基地建设中应融入可持续发展理念,培养学生的社会和环境责任感,使他们在未来的职业生涯中更加关注公共健康和社会福祉。

**2. 多元化基地建设模式**

(1)医疗机构合作。

加强与各级医院、社区卫生服务中心等医疗机构的合作,建立稳定的实习基地网络。与大型综合医院合作,为学生提供全面的临床实习机会,涵盖各个临床科室,让学生在真实的医疗环境中接触各种病例,提高临床实践能力。同时,拓展与县级医院的合作,为学生提供常见病、多发病的临床实习机会,弥补大型综合医院病种的不足。此外,加强与专科医院的合作,如妇幼保健院、精神病医院等,为相关专业的学生提供针对性强的实习场所,培养其在特定领域的能力和经验。

(2)企业合作。

与制药企业、医疗器械公司、生物技术公司等建立合作关系,为学生提供参与企业研发、生产、管理等实践机会,同时为企业输送高素质人才。通过与制药企业合作,学生可以了解药物研发的流程、生产工艺和质量控制等方面的知识,参与药物研发项目,培养创新能力和实践技能。与医疗器械公司合作,学生能够接触到最新的医疗器械产品和技术,参与产品的设计、开发和测试,提高工程实践能力和解决实际问题的能力。与生物技术公司合作,为学生提供生物技术领域的实践平台,拓宽学生的专业视野,培养其在生物技术与医学交叉领域的创新能力。

(3)联合建设。

与其他高校或机构联合建设共享基地,促进资源的优化配置。通过联合建设,可以整合各方资源,实现优势互补。例如,与兄弟院校联合建设实践教学基地,共享医院、实验室等资源,扩大实践教学的规模和覆盖面。与科研机构联合建设科研基地,为学生提供参与高水平科研项目的机会,培养科研能力和创新思维。此外,联合建设还可以降低建设成本,提高资源利用效率,实现互利共赢。

### 3. 资源整合与利用

首先,学校应积极整合校内外的资源,包括资金、设备和师资等。资金方面,学校可以通过申请政府资助、企业赞助或社会捐赠等多种渠道,获取资金支持,用于实践基地的建设和维护。同时,合理编制预算,确保资金的高效使用。在设备方面,学校应充分利用现有的实验室和教学设施,并与医疗机构和企业合作,共享先进的医疗设备和技术资源。师资力量也是资源整合的重要组成部分。学校可以通过引入外部专家、邀请行业人士进行讲座和培训,增强师资队伍的专业性和多样性。同时,鼓励教师之间的交流与合作,形成一个相互学习、共同进步的教学团队,以提高教学质量和学生的实践经验。

其次,为了实现资源的高效利用,学校应建立一个资源共享平台,方便师生获取基地信息。这一平台是一个综合性智能系统,包含基地的建设情况、实习安排、教学活动、教学资源情况等信息。通过这一系统,师生可以随时查询和申请所需的资源,提升使用效率。此外,资源共享平台还可以通过定期更新和反馈机制,确保信息的准确性和时效性。师生可以在平台上分享实践经验和学习成果,促进相互学习和交流,辅助学生个性化学习。这不仅能够增强学生的实践能力,还能提高教师的教学水平。

## (二)实践教学基地的管理与评估

### 1. 实践教学基地的管理制度建设

实践教学基地管理制度是确保实践教学活动有序开展的关键。学校应制定全面且详细的管理制度,涵盖学校及实践教学基地的职责、师资准入要求与队伍建设、教学资源的建设与管理等关键方面。明确各方职责,确保学校与基地在实践教学中各司其职、协同合作。

在师资准入要求与队伍建设方面,学校应制定严格的标准,以确保指导教师具备相应的资质与教学能力,并通过培训与交流活动提升师资队伍的整体水平。教学资源的建设与管理方面,各基地应加大教学经费投入,配备必要的教学设施和资源,建立完善的资源管理体系,确保实践教学所需的场地和设备充足且得到有效利用,为学生提供良好的实践学习条件。同时,学校应与各基地签订详细的合作协议,明确双方的权利和义务。

实践教学基地的管理需要各方密切沟通与协作,建立定期的沟通协调机制是确保实践教学顺利进行的重要保障。应定期召开教学工作会议,共同商讨实践教学中存在的问题及下一步的改进措施。同时,开展教学管理人员及教师访谈活动,通过面对面的交流,深入了解实践教学的实际情况和存在的困难,收集各方的意见和建议,为改进实践教学提供依据。此外,组织实习生座谈也是沟通协调的重要方式之一。学校和基地可以定期与实习生进行座谈,了解他们的学习和生活情况,倾听他们的需求和想法,及时给予关心和指导,帮助他们解决实习中遇到的实际问题。

**2. 实践教学基地的质量监控与评估**

(1)评估指标体系。

建立科学合理的实践教学基地质量评估指标体系,包括教学条件、教学过程、教学效果、学生满意度等方面,确保评估的全面性和客观性。教学条件方面,要评估基地的教学基础设施是否完善、师资力量是否雄厚、教学资源(如技能中心设备、教室等)是否满足教学需求。教学过程方面,需评估教学过程的组织与管理是否规范,包括教学计划的执行情况、教学方法的创新性及教学活动的开展情况等。教学效果方面,要评估学生在实践教学中的学习成果,如理论知识的掌握程度、实践技能的提升情况等。学生满意度方面,通过学生评教等方式,收集学生对实践教学基地的满意度反馈,包括对带教老师的教学水平、教学环境的舒适度及教学管理的规范性等方面的评价。

(2)评估流程。

首先,教学基地依据学校的评估指标体系进行自我评估,通过自查发现自身存在的问题,并据此提出切实可行的改进措施;接着,学校组织相关专家对教学基地开展实地考察与评估工作,重点围绕教学条件、教学过程以及教学效果等方面进行深入审查;同时,通过学生评教等多样化的方式广泛收集学生对实践教学基地的反馈意见,并将其作为评估过程中的重要参考依据;最后,评估结果需及时、准确地反馈给教学基地,明确指出其中存在的不足之处,同时提出针对性的整改建议,以促进教学基地质量的不断改进与持续提升。

(3)评估结果应用。

对评估结果优秀的实践教学基地给予表彰和奖励,树立典型,激励其他基地学习和借鉴;对评估中发现存在问题的基地,提出整改意见和措施,限期整改;对整改后仍不符合要求的基地,实行淘汰制,确保教学基地的整体质量;同时,根据评估结果,不断优化教学基地的建设与管理,推动教学基地的持续改进和质量提升。

### 3. 实践教学基地的信息化管理

为适应新时代实践教学管理的需求，学校应建立一个功能全面、高效便捷的实践教学基地信息管理平台。该平台应涵盖基地管理、实习生和带教老师信息管理、实习培训、考勤管理、入科与出科管理、轮转管理、教学活动管理、技能考核管理等全方位的功能模块，以实现对实践教学全过程的信息化管理，从而提高管理效率和决策科学性。

①基地管理：平台应提供基地的基本信息管理功能，包括基地的基本资料、教学资源情况和师资情况等，便于管理者进行全面的监督与管理。

②实习生信息管理：系统需记录实习生的个人信息、专业、实习内容及评价，方便管理和跟踪，提高管理效率。

③带教老师信息管理：带教老师的基本信息、专业背景、带教情况等信息应纳入系统，便于合理分配和管理资源。

④实习培训管理：该模块应支持实习培训计划的制订与实施，包括培训内容、时间安排、人员分组及培训考核结果等，确保培训的规范化。

⑤考勤管理：通过信息化手段，实现实习生的考勤及请假记录，方便统计和分析出勤情况，提升管理的透明度和准确性。

⑥入科与出科管理：系统应记录实习生的入科与出科情况，包括出科考核结果，以便于有效管理实习生的学习进程，确保学习质量。

⑦轮转管理：针对实习生在不同科室的轮转，系统应提供管理工具，确保合理安排实习生的学习。

⑧教学活动管理：平台应支持各类教学活动的计划、实施与反馈管理，包括教学查房、小讲课、病例讨论等，促进教学活动的有序开展。

⑨技能考核管理：该模块应记录实习生在各阶段的技能考核信息，包括考核标准和考核结果，帮助评估实习生的实践能力，确保教学质量。

此外，信息管理平台还应具备强大的数据统计和分析功能，能够收集、整理和分析实践教学过程中的各类数据。通过对这些数据的深入挖掘，学校可以全面了解实践教学的现状及存在的问题，为教学基地的管理和评估提供科学的数据支持。同时，这些数据统计和分析结果也可以为学校的教学决策提供参考依据，帮助优化实践教学资源配置，提升整体教学质量。

# 第三节 实践教学保障机制

## 一、实践教学制度建设

### (一)实践教学管理制度

实践教学管理制度的建设和完善是地方医学院校保障实践教学质量的重要基础。该制度应涵盖课程设置、教学内容、教学方法和考核评价等环节,以规范教学过程并保障实践教学的质量。

**1. 课程设置**

实践教学管理制度应要求与理论教学紧密结合,形成相辅相成的课程体系。制度确保课程设置充分考虑医学专业的特性与实际需求,使实践教学内容既具实用性,又具前瞻性。此外,制度应规定定期对实践教学课程进行评估和调整,以适应医学领域的新发展和新要求。

**2. 教学内容**

实践教学管理制度应强调全面性和实践性,要求教学内容涵盖医学基础知识、临床技能及医学人文等多个方面,旨在培养学生的全面素质和实践能力。同时,制度鼓励在教学实践中不断探索与创新,确保教学内容与时俱进,保持与医学领域最新进展的同步。

**3. 教学方法**

实践教学管理制度应倡导多样化,鼓励教师采用启发式、讨论式等教学方法,以激发学生的学习兴趣和主动性,提高教学效果。

**4. 考核评价**

实践教学管理制度应注重科学性和全面性,规定考核评价采用多种方式,以全面、公正地评估学生的实践能力和综合素质。此外,制度要求考核评价结果及时反馈给学生和教师,以作为改进教学和学习的重要依据。

### (二)实践教学保障制度

实践教学保障制度包括经费投入、基地建设与管理、质量监控与评估等,确保教学顺利开展。

**1. 经费投入**

应明确规定经费的来源、分配和使用方式,确保实践教学经费的充足和合理使用。学校应设立专项经费,用于支持实践教学的开展,并加强对经费使用的监督和管理,确保经费使用效益的最大化。

**2. 基地建设与管理**

应制定完善的基地管理制度,明确基地功能定位、运行机制和管理规范。

**3. 质量监控与评估**

应建立完善的质量监控和评估机制,对实践教学活动进行全过程、全方位的监督和评估。

## 二、师资队伍建设

### (一)师资培养措施

为了进一步提升实践教师的专业素养和教学能力,地方医学院校应积极构建多种形式的师资培养策略。

**1. 校内培训**

学校应定期组织教学技能培训、科研能力提升培训等活动,帮助教师更新教育教学理念,掌握最新的教学方法和技术,提高教学质量。例如,邀请教育专家来校开展讲座,分享先进的教学模式和经验,让教师们在交流中学习和成长。

**2. 国内外学术交流**

为了给教师提供更广阔的视野,学校应鼓励并支持教师参加国内外学术会议、研讨会等活动,与同行们分享研究成果,了解学科前沿动态,并将学科前沿有效融入实践教学。同时,选派优秀教师到国内外知名高校访学进修,学习先进的教育理念和教学经验,促进教师个人的教学能力提升。

### (二)师资评价与激励机制

**1. 建立科学的师资评价机制**

科学的师资评价机制主要包括教学效果评价、学生满意度调查、同行评议和综合考核等方面。通过系统的评估工具，全面评价教师的教学内容、方法和学生学习成效；定期进行学生满意度调查，收集反馈以发现教师的优缺点；鼓励教师间的同行评议，促进交流与学习；最后，将这些评价方式结合，形成综合考核机制，以多维度的数据分析准确反映教师的综合素质。

**2. 建立多样化的激励机制**

一是根据教师的教学工作量、教学效果、科研成果等因素确定薪酬水平，使教师的付出与回报相匹配，对于在实践教学中表现突出的教师，给予适当的薪酬奖励。二是在职称评定过程中，应将教学业绩作为重要的评价指标之一，对于在实践教学方面取得显著成绩的教师，在职称晋升时给予优先考虑。三是定期评选优秀教师，并给予相应的荣誉和物质奖励，以提升教师的自豪感和成就感，并通过校内宣传栏、校园网等渠道宣传优秀教师的先进事迹，树立榜样，营造尊师重教的良好氛围。

# 第六章　课程评价体系的优化

## 第一节　课程评价体系的构建原则与标准

课程评价不仅是教学过程中的关键环节,更是确保教学质量不断提升的重要手段。然而,传统课程评价体系主要依赖线下评价,存在着诸多局限性。首先,这种方式缺乏实时了解教学过程中实际情况的能力,导致教师和学生无法及时获取反馈,影响教学效果;其次,传统课程评价为静态终结性评价,无法实现个性化和动态跟踪,这种滞后的反馈机制使得教学评价的有效性难以得到保证。

在新质生产力驱动下,地方医学院校的课程评价体系亟须与时俱进,不断创新与完善。新的课程评价体系通过整合现代信息技术,充分发挥人才培养质量监控的"指挥棒"作用,实现对教学过程的实时监控和反馈,促进教与学的双向优化。

### 一、课程评价体系构建原则

#### (一)以学生为中心的原则

**1. 关注学生的学习成果**

课程评价应关注学生对课程知识的掌握程度,包括理论知识的理解和应用能力、实践技能的掌握情况等。评价学习成果能反映教学效果,为教学改进提供依据。

**2. 关注学生的学习过程**

课程评价应关注学生的学习过程,包括学生的学习态度、参与度、合作精神等。评价学习过程能了解学生的投入和努力,进而激励其积极参与学习活动。

**3. 关注学生的主观感受**

学生的课程满意度、教学方法接受度和学习环境评价等都是教学质量的重要反映指标。收集学生反馈能及时调整教学策略，满足其学习需求。

**4. 关注学生的能力培养**

医学教育要求学生具备临床思维、沟通能力和团队协作能力等综合素质。课程评价应关注学生在这些方面的能力表现和发展，以鼓励其全面提升能力。

### （二）基于医学专业培养目标和培养要求的原则

课程评价必须紧密围绕医学专业的培养目标和培养要求展开，应充分考虑医学专业的知识体系、能力要求和职业素养等方面，确保评价内容与医学人才培养目标的高度一致性，确保课程目标的达成情况得到有效的评估和监控。

**1. 知识体系的评价**

医学专业知识体系庞大且复杂，评价应确保学生全面掌握医学基础知识、临床知识、医学人文相关知识以及跨学科相关知识，为未来的医疗实践打下坚实的基础。

**2. 能力要求的评价**

医学专业对学生的能力要求极高，评价应关注学生临床技能、实验技能、沟通技能等方面的掌握情况，确保学生具备从事医疗工作的基本能力。

**3. 职业素养的评价**

医学专业的职业素养要求学生具备高度的责任心、同情心、敬业精神等。评价应关注学生在这些方面的表现，培养学生的职业素养和道德观念。

### （三）综合考量多方因素的原则

课程评价体系构建需综合考量教师、学校及社会等多方面的因素，形成全面、客观、有效的评价体系。

**1. 教师的教学水平**

教师是教学过程的主体，教师的教学水平直接影响教学效果。课程评价应关注教师的教学能力、教学方法和教学手段等方面，激励教师不断提升自己的教学水平。

**2. 学校的教学资源和管理水平**

教学资源和管理水平是影响教学质量的重要因素。课程评价应关注学校的教学设施、教学条件、教学管理等方面,为学校的教学改进提供依据。

**3. 社会对医学人才的需求**

医学教育的最终目的是为社会培养合格的医学人才。课程评价应关注社会对医学人才的需求变化,及时调整评价内容和标准,确保培养的医学人才符合社会的需求。

### (四)动态反馈的原则

课程评价体系在构建过程中,必须充分考虑动态反馈的原则,以确保评价的及时性和有效性。这一原则的实施,是针对传统教学评价体系中存在的反馈滞后问题而提出的,旨在通过实时反馈机制优化教学过程,提升教学质量。

在传统教学中,课程评价往往被安排在学期末进行,这种集中式的评价方式导致反馈严重滞后于教学过程。学生只能在学期结束后,甚至是在成绩公布时才能了解到自己的学习成果和存在的问题,教师也只能在课程全程结束后了解教学当中存在的问题。这种滞后的反馈机制,难以对学生的学习产生积极的促进作用,也无法帮助教师及时调整教学内容和方法,以适应教学需求。

为了克服这一弊端,新的课程评价体系应采用实时反馈的方式。这意味着评价不再仅仅局限于学期末,而是贯穿于整个教学过程之中。对于学生而言,实时反馈使他们能够在学习过程中及时了解自己的学习情况,明确自己的优势和劣势,从而有针对性地调整学习策略,提高学习效率。同时,实时反馈还能增强学生的学习动力和积极性,使他们更加主动地参与到教学过程中来。对于教师而言,实时反馈则提供了宝贵的教学反馈信息,帮助他们及时了解教学效果,发现教学中存在的问题和不足。教师可以根据反馈结果,及时调整教学内容和方法,以适应学生的学习需求,提高教学质量。

## 二、课程评价体系构建标准

### (一)课程目标达成度标准

课程目标是课程的核心内容和价值体现,包括知识、能力、素养 3 个方面。

以此为基础，从教学大纲、教学内容、教学方法和手段等方面进行评价，建立课程目标与课程评价之间的紧密关系，确保课程评价能够真实反映课程目标的实现情况。

**1. 知识目标的达成**

知识目标是课程目标的基础，涉及学生应掌握的具体知识点和理论框架。为了有效评估学生的知识掌握情况，课程评价应设计相应的考核方式，如理论考试、随堂测验、作业等。这些评估工具应涵盖课程中所教授的主要知识内容，以确保学生在医学理论知识上的掌握程度能够准确反映课程目标的达成。

**2. 能力目标的达成**

能力目标是指学生在学习过程中所应培养的各种能力，包括实验技能、临床技能、沟通能力、临床思维、团队合作能力等。课程评价应通过实践性评价方式来检验这些能力的达成情况，比如小组讨论、案例分析、实验操作、临床技能考核等。评价工具可以包括同行评估、教师观察、自我评估、OSCE、迷你临床演练评估（Mini-CEX）、操作技能直接观察评估（DOPS）等多种方式，以综合评估学生在实际应用知识中的能力。这种评估方式不仅关注结果，更加强调过程，帮助学生在实践中不断提高自己的能力水平。

**3. 素养目标的达成**

素养目标是课程目标中更为全面的部分，强调学生的医学人文素养、伦理意识和社会责任感等综合素质的培养。课程评价应关注学生在道德伦理、医学人文素养、职业素养等方面的成长。为了评估素养目标的达成，可以采用项目式学习、社会实践、志愿服务等活动，并通过成果展示等方式进行评价。

### （二）学生表现评价标准

**1. 课程成绩**

课程成绩是衡量学生学习成果最直接、最客观的指标。它反映了学生对课程知识的掌握程度和应用能力。在课程成绩的评价中，应注重考试的科学性和公正性，确保试题内容覆盖课程的核心知识点，难度适中，能够真实反映学生的水平。同时，课程成绩的评价还应考虑学生的平时成绩，如课堂小测、期中考试等，以全面反映学生在整个学期中的学习表现。

**2. 课堂表现**

课堂表现是评价学生学习态度和参与度的重要指标。在评价课堂表现时，教师可以观察学生的出勤情况、听课状态、回答问题的积极性及参与课堂讨论的情况等。此外，还可以通过课堂小测验或即时反馈的方式了解学生对课堂内容的掌握情况。

**3. 作业表现**

作业是巩固课堂知识、提高学生学习能力的重要途径。作业表现不仅反映了学生对课程内容的理解和掌握程度，还体现了学生的自主学习能力。在评价作业表现时，教师应关注学生的作业完成情况、作业质量以及作业中的创新思维。

## （三）教师教学效能标准

**1. 授课内容**

（1）知识的准确性和前沿性。

教师应传授最新、最准确的专业知识，确保内容符合学科发展方向。

（2）内容的系统性和连贯性。

授课内容应具有逻辑性和层次感，能够帮助学生建立清晰的知识框架。教师应根据课程目标合理安排知识点，确保学生能顺畅地理解和掌握。

（3）适应学生需求。

教师应根据不同学生的学习水平和背景调整授课内容，确保内容的适宜性和可理解性。这不仅包括难易程度的调整，还包括与学生兴趣和实际需求的结合。

**2. 教学方式方法的评价**

（1）多样性和灵活性。

教师应采用多种教学方法，能够根据学生的需求和兴趣，选择合适的教学方式方法，激发学生的学习兴趣和积极性。

（2）互动性和参与度。

教师应鼓励学生参与课堂讨论和活动，增强师生之间的互动。通过提问、引导和激励，教师应促进学生的积极参与，帮助他们在互动中深化理解。

（3）批判性思维的培养。

教师在授课过程中应鼓励学生进行批判性思考，提出问题，分析案例。通过引导学生探讨不同的观点和解决方案，教师可以帮助他们形成独立的思考能力。

**3. 教学手段的评价**

教师应能够充分利用现代教学手段,丰富教学内容和形式,提高教学效果。能够熟练运用教学技术和工具,提升教学的互动性和趣味性。

**4. 教学效果的评价**

(1)学生反馈与满意度。

随堂收集学生对课程的反馈,包括课堂教学、授课内容、教学方法等方面的意见,以了解学生的需求和期望。

(2)教师自我反思与改进。

教师应定期进行自我反思,评估自身的教学效果和不足之处,设定改进目标。教师的自我评估包括对教学内容、方法和效果的全面检视,以持续提升教学水平。

# 第二节　课程评价的具体实施

课程评价是医学教育质量提升的“风向标”与“助推器”。地方医学院校需以新质生产力为牵引,构建“智能化、精准化、闭环化”的评价体系,通过课前教学评价、课程教学过程中评价以及课程结束后评价,结合人工智能与大数据技术,实现从“经验驱动型”评价向“数据赋能型”评价转变。

## 一、课程教学前评价

### (一)评价目的与意义

**1. 评价目的**

课程教学前评价,又称准备性评价或前置评价,其核心目的是全面了解学生的学习基础、兴趣、能力及需求。这一评价为教学内容的设定、教学方法的选择和教学策略的制定提供依据,确保教学内容与学生的实际需求紧密契合,从而提高教学的针对性和有效性。

**2. 评价意义**

(1)实现个性化教学。

在医学教育领域,学生的学习基础、兴趣和能力常呈现显著的个体差异。

通过教学前评价,教师能够精准把握每个学生的具体情况,从而为不同水平的学生量身定制个性化的教学方案。例如,对于在基础医学知识方面较为薄弱的学生,教师可以安排额外的辅导课程和实践练习;而对学习能力强且对某一医学领域兴趣浓厚的学生,教师则可以提供更具挑战性的研究项目或拓展性的学术资料。这种个性化的教学方式不仅能够充分调动每个学生的学习积极性,还能确保学生在原有基础上获得最大程度的发展。

(2)优化教学设计。

医学课程内容繁杂且具有高度的专业性,合理的教学设计至关重要。课程前教学评价的结果能够为教师优化教学设计提供关键参考。教师可以根据学生的学习需求和特点,灵活调整教学内容的深度与广度,精心选择最适宜的教学方法和策略。例如,若发现学生对某一重要医学知识点普遍掌握不足,教师可以在教学计划中增加该知识点的详细讲解时间,并设计专门的练习环节以强化学生的理解。

(3)提高教学效果。

通过精准了解学生的初始状态,教师能够实施更具针对性的教学,有效避免教学内容与学生实际需求脱节的问题。同时,个性化的教学设计和优化的教学方法能够极大地激发学生的学习兴趣和内在动力,促使他们更加积极主动地参与到学习过程中。这不仅有助于学生扎实掌握医学知识和技能,还能显著提高学生的学习成绩和综合素质。

## (二)评价内容与方法

### 1. 评价内容

(1)基础知识掌握情况。

考查学生与课程相关的基础知识储备,以判断其对新课程内容的接受能力和学习起点。

(2)相关技能水平。

评估学生在实验操作、临床技能等方面的表现,为实践环节的设计提供依据。

(3)学习兴趣与动机。

了解学生对课程内容的兴趣程度和学习动力来源,以激发学习积极性。

(4)学习习惯。

评价内容包括学生的自主学习能力、时间管理能力、合作学习态度等。

**2. 评价方法**

(1)前测。

通过小测验或摸底考试来评估学生的基础知识掌握程度。这种方法能够直观地反映出学生在相关领域的学习水平,帮助教师准确把握教学的起点。

(2)问卷调查。

设计结构化的问卷,通过选择题和开放性问题收集学生对课程内容的预期、学习方式的偏好等信息。问卷调查能够覆盖广泛的学生群体,快速收集到大量数据,便于教师进行分析。

(3)访谈。

选取部分学生进行深入访谈,以获取更为细致和深层次的信息。通过与学生的面对面交流,教师可以了解他们的具体需求和期望,识别出问卷中无法体现的潜在问题。

(4)资料分析。

查阅学生以往的学习成绩和表现,包括之前的考试成绩、课堂参与度等,这种方法能够为教师提供长时间的学习趋势和变化,便于制定合适的教学策略。

## 二、课程教学过程中评价

### (一)评价目的与意义

**1. 评价目的**

课程教学过程评价旨在动态监测教学活动,及时发现教学内容、方法与学生学习过程中的问题。在医学教育中,评价焦点集中在学生对课程知识的理解深度、技能掌握程度及应用能力的形成。同时,它还关注学生在课堂讨论、实验操作和临床技能等教学活动中的参与度与表现。通过持续收集学生的学习反馈,同行评议以及专家评价,教师能够适时调整教学策略,优化教学内容,改进教学方法,以确保教学活动更好地满足教学需求,提升整体教学质量和效果,从而使教学过程更加适应医学课程的特点和医学人才培养的目标。

**2. 评价意义**

(1)促进学生积极参与学习过程。

在医学课程中,通过多样化的形成性评价方式,能够激励学生更加主动地参与到各个教学环节中。

(2)深化学生对医学知识和技能的理解与应用。

医学是一门注重实践和应用的学科,教学过程评价注重学生在学习过程中的理解和应用能力,促使教师在教学中加强对学生这些能力的培养。

(3)提升整体教学效果和质量。

课程教学过程评价为教师提供了持续改进教学的机会,基于评价的动态调整机制有助于提升整个课程的教学质量和效果。

## (二)评价内容及方式

**1. 学生表现评价**

学生表现评价是课程教学过程评价的重要组成部分,它直接反映了学生在学习过程中的参与程度、理解深度和应用能力。具体评价内容及方式如下。

(1)随堂测试。

通过课堂内的即时测试,教师可以快速了解学生对当堂课程内容的掌握情况,及时发现并解决学生学习中存在的问题。

(2)作业。

作业是检验学生课后复习和自主学习效果的重要手段。通过批改作业,教师可以了解学生对知识点的理解程度和应用能力,为后续教学提供依据。

(3)小组讨论。

小组讨论能够促进学生之间的交流与合作,同时考验学生的沟通表达能力和团队协作能力。教师可以通过观察学生在小组讨论中的表现,评价其参与度和贡献度。

(4)展示汇报。

展示汇报是学生将所学知识以口头或书面形式呈现出来的过程。通过这种形式,教师可以评估学生的表达能力、逻辑思维能力和创新能力。

**2. 教师同行评议及专家评价**

教师同行评议及专家评价是对教师教学水平和教学质量的客观评价,有助于教师不断提升自己的教学能力和教学水平。具体评价内容及方式如下。

(1)教学内容。

教学内容评价主要关注其科学性、系统性、适用性及前沿性。在医学课程中,教学内容必须准确无误地反映学科的前沿知识和临床实践要求。同时,内容应系统地涵盖课程的核心知识点,逻辑清晰、层次分明,便于学生理解和掌握。此外,结合实际案例和临床应用场景,能够增强教学内容的实用性和针对性,帮助学生将理论知识与实际问题相结合,提高解决实际问题的能力。

(2)教学方式方法。

教学方式方法的评价侧重于教师是否能够根据课程特点和学生需求,灵活运用多样化的教学手段。鉴于医学课程内容繁杂且具有高度的专业性,教师应采用多种教学方法相结合的方式,以提高教学效果。同时,教师还应注重运用信息技术及人工智能技术,丰富教学资源,增强教学的互动性和趣味性,激发学生的学习兴趣。

(3)教学组织与管理。

教学组织与管理的评价主要考查教师在课堂上的组织能力、时间把控能力以及与学生的互动情况。在医学课程教学中,教师需要合理安排教学环节,确保课堂秩序井然,教学活动能够顺利进行。同时,教师要善于与学生进行互动交流,及时解答学生的问题,引导学生积极思考,营造良好的课堂氛围。

(4)教学效果。

可以通过课堂观察、学生反馈等方式,评估教师所授课程是否达到了预期的教学目标,学生是否能够较好地掌握课程知识和技能。此外,还可以通过学生对课程的满意度调查,了解学生对教师教学效果的认可程度,为教师的教学改进提供参考依据。

## 三、课程结束后评价

### (一)评价目的与意义

课程结束后评价,又称总结性评价或后置评价,是在课程全部教学活动完成后开展的全面、系统的评估工作。其核心目的在于精准衡量教学成效,判断学生是否达成既定的教学目标,包括知识、技能、态度等多方面的目标要求。它不仅是对整个教学过程的回顾与总结,更是为后续教学改进、课程优化提供关键依据的重要环节。通过对教学效果的深入分析,教师能够识别教学过程中存在的深层次问题,明确哪些教学方法、策略是有效的,哪些需要调整优化,从而推动教学质量的持续提升,确保课程内容与教学实施持续契合学生的学习需求与医学教育的发展方向。

## (二)评价内容与方法

### 1. 学生学习效果

(1)知识掌握程度。

全面评估学生对课程理论知识的吸收与理解情况,通过多样化的考试形式,综合考查学生对课程重点、难点知识的识记、理解与简单应用能力,判断其知识体系的完整性和准确性。

(2)技能运用能力。

通过实验操作考核、临床技能模拟考核、实际病例诊断与处理等实践评价方式,评估学生技能的熟练度、规范性及在复杂情境下的灵活运用与应变能力。

(3)综合素质提升。

关注学生除知识与技能外的综合素质成长,如批判性思维、团队协作能力、医患沟通技巧、职业素养等。通过小组项目作业、团队实践任务、角色扮演等教学活动后的总结性评价,结合学生在活动中的表现、成果产出及自我反思报告,衡量其在面对实际医学问题时的综合应对能力。

### 2. 教师教学效果

(1)学生评价。

组织学生对课程教学进行整体评价,设计涵盖教学内容、教学方法、教学态度和教学组织等多维度的调查问卷,引导学生从自身学习体验出发,对教师的教学表现进行全面打分和反馈。同时,设置开放性问题,鼓励学生提出具体的改进建议,以便教师精准了解学生的需求与期望。

(2)教师同行评价及专家评价。

邀请同领域的教师同行和教学专家深入课堂,通过随堂听课、查阅教学资料及与教师进行教学研讨和交流等方式,从专业视角对教师的教学设计、教学实施过程、教学创新性及对课程重难点的把控等方面进行全面审视与评估。同行评价侧重于教学实践层面的可行性与有效性交流,专家评价则更注重课程教学与医学教育前沿理念、行业标准的契合度把控。二者结合为教师提供全方位的教学质量反馈,助力教师教学水平的持续精进。

## 四、课程评价结果应用

### (一)教师教学调整与能力提升

教师可以借助智能化评价平台,综合运用人工智能与大数据分析课程教学前中后的评价结果,从而实现对教学过程的精准把控与优化。通过对大量评价数据的深入分析,教师能清晰了解学生对不同知识点的掌握程度,进而精准调整教学内容的难度和深度,以确保教学内容既符合教学大纲要求,又能满足学生的实际学习需求。

此外,教师还可以根据评价结果灵活选择适宜的教学方法。不同的教学方法适用于不同的教学内容和目标。例如,通过分析评价数据,教师能够识别出哪些方法在以往的教学中取得了较好的效果,哪些方法需要改进。依据评价结果,教师可以为学生量身定制个性化教学计划,关注每个学生的成长与需求。对于学习困难的学生,提供额外的辅导与支持,帮助他们克服学习障碍;而对学有余力的学生,则设计更具挑战性的学习任务,以激发其学习潜能。

在这个过程中,教师也能不断反思自己的教学实践,发现自身的不足与短板,并有针对性地参加教学培训,学习先进的教育理念和教学技巧,从而持续提升自身的教学能力。

### (二)学生学习策略优化

对于学生而言,课程评价结果是了解自身学习状况的重要途径。通过查看评价结果,学生能够清晰看到自己在课程学习中的优势与不足,明确哪些方面需要加强努力。

评价结果还帮助学生明确学习目标与方向。在医学学习过程中,学生常常面临众多学习任务与目标,而评价结果能够帮助他们梳理出当前学习的重点与难点,制订更加科学合理的学习计划。同时,学生可以根据评价结果及时调整学习策略。不同的学习策略适用于不同的学习内容与阶段,了解自己的学习特点和评价反馈后,学生能够选择更适合自己的学习方法,提高学习效率与质量。

### （三）学校课程资源配置

学校管理层在课程评价结果的应用方面同样发挥着重要作用。通过对评价数据的深入分析，管理层能够全面了解各门课程的教学现状和资源需求，从而依据评价结果合理配置课程资源，确保资源的有效利用。

此外，学校还可以根据评价结果优化课程设置，调整课程结构和教学计划。如果发现某些课程内容陈旧、与临床实践脱节，或多门课程之间存在内容重复等问题，学校应及时对课程进行更新和整合，确保课程体系的科学性、合理性和实用性，使学生能够学习到最前沿的医学知识和技能。

学校管理层还可以依据评价结果，对教师的教学工作进行合理的考核与激励。对于教学效果优秀的教师，给予表彰和奖励，鼓励他们继续发挥优势并分享教学经验；对于教学效果有待提高的教师，则提供更多培训机会与支持，帮助他们提升教学水平。通过这种方式，学校能够激发教师的教学积极性与创造力，营造良好的教学氛围，推动教学质量的全面提升。

# 第三节　课程评价的持续改进及保障措施

课程评价作为教学质量监控的关键环节，持续改进对地方医学院校医学人才培养意义重大。持续改进课程评价机制，能及时发现并解决教学问题，优化课程内容和教学方法，提升医学人才培养质量。为此，学校需协同教学质量监督、管理等部门及教学单位，构建闭环体系，建设智能化平台，共同推进课程评价的持续改进。

## 一、多部门协同推进

### （一）协同机制的建立

学校需从全局出发，整合各方力量，建立高效的课程评价协同机制。为此，学校应牵头成立一个课程评价工作领导小组，成员包括教学质量监控部门、教学管理部门及各教学单位的负责人和骨干教师代表。该小组负责统筹规划课程评价工作的整体布局与推进策略，制定协同工作章程与详细流程，明确各部门在课程评价中的具体职责与权限，确保协同工作高效、有序开展。例如，教学质量监控部门主要负责制定课程评价标准、监督评价过程，并确保评价结果的公正性与客观性；教学管理部门则侧重于课程信息的整理与发送、评价数据的汇总与分析；各教学单位需要积极配合，组织本单位教师参与评价工作，并根据评价结果反馈本单位课程教学的实际情况，从而为后续的教学改进提供依据。

### （二）定期沟通与反馈

为保障课程评价工作的连续性与稳定性，学校需建立定期的跨部门沟通会议制度。在这些会议上，各相关部门可以交流课程评价工作的最新进展，分享在评价过程中遇到的问题与解决经验，并共同探讨优化方向。例如，定期组织课程评价工作会议中，教学质量监督部门可以通报课程评价的总体情况，包括评价指标的执行情况和共性问题；教学管理部门则负责汇报课程信息情况及评价数据的收集与分析；各教学单位反馈其课程评价工作的具体实施情况，并提出个性化问题。

同时，学校应积极搭建线上沟通平台，允许各部门工作人员实时发布课程评价工作中的信息，进行问题咨询与经验交流。这将帮助及时解决课程评价过程中出现的各种突发问题，确保评价工作按计划顺利推进。

### （三）联合培训与研讨

学校应定期组织多部门联合的课程评价培训与研讨活动。这些活动可以邀请校内外在课程评价领域具有丰富经验的专家学者，为工作人员讲授前沿理论、先进方法与实用技巧。例如，邀请具有实践经验的教学管理者分享课程评价组织与实施的经验，包括如何有效协调各部门的工作关系和激励教师积极参与课程评价。

在培训的基础上，组织各部门工作人员开展深入研讨。通过分组讨论、案例分析等方式，共同探讨本校课程评价工作的实际情况与改进方向。例如，围绕本校医学课程的特点，研讨如何构建更符合医学人才培养需求的课程评价指标体系；针对课程评价工作中出现的实际问题，如评价数据的分析与应用难题，探讨解决方案。通过联合培训与研讨，不仅能提升各部门工作人员的专业素养与业务能力，还能促进部门间的相互理解与协作，形成推动课程评价改进的强大合力。

## 二、构建评价闭环体系

### (一)评价环节的优化

为了确保课程评价的有效性,学校需要不断完善课程评价的指标体系与评价方法,使得评价结果能够客观、准确地反映课程教学的实际情况。在评价过程中,应综合运用多种评价方式,包括定量与定性相结合的评估方法,从多个角度对课程进行全方位评价。这种多维度的评价方式能够收集丰富的评价数据,使得评价结果更加全面和真实。

### (二)反馈渠道的建立

构建多元化的反馈渠道是实现课程评价闭环的重要环节。学校应确保评价结果能够及时、有效地传达给相关教师与教学单位。首先,可以建立面对面的反馈机制,通过一对一的沟通,让评价人员与教师直接交流,详细解读评价结果,并指出存在的问题与不足之处。此外,学校还应利用书面报告、电子邮件、OA 系统、微信或钉钉推送等方式进行反馈,方便教师随时查阅与参考。在反馈过程中,注重与教师的互动交流,解答教师的疑问,听取教师的意见与建议,以提高反馈的效果和教师的接受度。

### (三)改进措施的跟踪与评估

教师与教学单位在收到评价反馈后,需制定详细的改进计划,并付诸实施。学校建立专门的跟踪机制,定期检查改进措施的执行情况,评估改进效果。通过持续的跟踪与评估,确保课程评价的闭环体系有效运行,实现课程质量的不断提升。例如,教师根据反馈意见,调整教学方法、更新教学内容、加强实践教学环节等,以提高教学效果;教学单位则从课程设置、教学资源分配、教师培训等方面进行改进,优化课程整体质量。学校定期组织检查小组,对教师和教学单位的改进情况进行实地考察和评估,及时发现问题并提供指导。同时,将改进效果纳入下一轮课程评价的重要参考,形成一个持续改进的良性循环,推动课程质量不断迈向新的高度。

## 三、建设智能化评价平台

### (一)平台功能设计

智能化评价平台的构建旨在实现课程教学评价的高效性与精准性,为教学质量的持续提升提供支撑。平台应具备实时数据采集功能,通过课堂录像分析、在线作业监测、考试成绩统计等多种手段,自动、准确地收集教学过程中的各类数据。这些数据将涵盖教学内容、教学方法、学生学习行为与成果等多个维度,为全面评价课程教学奠定坚实基础。

此外,平台需紧密围绕预设的评价指标体系,运用先进的数据分析技术,对采集的数据进行智能分析与处理,将复杂的数据转化为直观、易懂的评价结果报表。这些报表应详细呈现课程教学的优势与不足,并提供针对性的改进建议,为教师与教学管理人员提供清晰的决策依据。这将帮助教师精准把握教学现状,合理规划教学改进方向,从而推动课程教学质量的稳步提升。

### (二)技术应用与创新

为不断提升智能化评价平台的性能与功能,使其更好地适应课程教学评价的复杂需求,平台建设过程中应充分融合人工智能、大数据、云计算等前沿信息技术,实现智能化升级与创新。利用机器学习算法可以对海量的评价数据进行深度挖掘与分析,发现潜在的教学质量问题与规律。例如,研究不同教学方法对学生学习效果的长期影响,以及课程内容难度与学生接受能力的匹配度等,为教学改进提供重要的数据支持。

同时,运用自然语言处理技术可以实现对学生评教文本的智能分析,精准提取文本中的关键信息与情感倾向。这将使学生对课程教学的主观感受转化为客观的量化评价数据,为教师改进教学提供更有针对性的建议,从而增强教学的实效性与吸引力。

### (三)平台的推广与培训

智能化评价平台的有效应用依赖于教师与学生对其功能与操作的充分了解。因此,学校需精心组织全面的推广与培训工作,确保平台在全校范围内的顺利应用。首先,通过举办推广讲座、发放宣传资料、在校园网设立平台专题板块等形式,广泛宣传智能化评价平台的优势与功能,提高教师与学生的知晓度与使用率,营造良好的平台应用氛围。

其次,针对不同用户群体开展分层分类的培训活动以满足多样化需求。对于教师,应组织专题培训,讲解平台的操作流程、数据解读与分析方法,以及如何依据平台反馈制定有效的教学改进策略;对于教学管理人员,侧重于培训数据管理、报表生成与决策支持功能,提升其利用平台进行教学管理的能力;对于学生,则通过简单的操作演示与指导,使他们熟悉如何在平台上进行课程评价与反馈。通过这些推广与培训举措,将充分发挥智能化评价平台在课程评价中的作用,促进课程教学质量的全面提升,为培养高素质的医学人才提供保障。

# 第七章　地方医学院校医学人才培养国际化探索与实践

地方医学院校医学人才培养的国际化，不仅是响应国家教育开放战略的必然要求，更是适应全球医学发展、培养具有国际视野医学人才的迫切需求。在新质生产力发展的背景下，地方医学院校更应意识到国际化人才培养的重要性，它不仅能提升教育质量、促进科研创新，更为地方经济发展和医疗服务的提升提供了强有力的支持。面对国际医学教育先进理念与方法的不断涌现，以及国际医学人才竞争的加剧，地方医学院校需积极探索国际化人才培养的新模式、新路径。在教学模式、师资队伍建设等多方面与国际接轨，以培养出能够在全球医疗领域胜任的高素质医学人才。在这一过程中，国际化不仅能够引入先进的教育理念和实践经验，还能够构建多元化的学习环境，促进学生的跨文化交流与合作能力，最终助力地方医学院校成为著名医学院校。本章以广西医科大学为例，探讨国际化人才教学模式改革、国际化师资队伍建设方面的实践与效果，为地方医学院校医学人才培养国际化提供参考。

## 第一节　国际化人才培养模式的探索与实践

广西医科大学依托广西与东盟海陆相连的区位优势，大力发展国际医学教育。1978 年经教育部批准，学校成为全国第一批有资格接受中国政府奖学金来华留学生的 8 所医学院校之一。进入 21 世纪，为了适应国家需求和学校教育国际化的需要，学校大力发展留学生教学，2007 年，成为全国首批具有资质招收临床医学专业（英语授课）留学生的 30 所医学院校之一，国际学生招生规模逐步扩大。学校高度重视来华留学生教育，加强顶层设计，有明确的办学理念和指导思想，定位规划明确，将留学生教育作为学校人才培养及国际化办学的重要组成部分，经过不断探索与实践，逐步形成了一套具有东盟医学教育特色的人才培养体系。

## 一、来华留学临床医学专业(英语授课)"三、三、三"制教学模式实践研究

### (一)"三、三、三"制教学模式的实践

针对留学生教育的特殊性,学校发现传统教学模式存在适应性挑战:由于语言文化障碍,临床医学专业(英语授课)长期采用单向讲授式教学。然而,留学生群体思维活跃、表现欲强,传统模式易导致课堂参与度不足,制约教学质量提升。根据《临床医学类教学质量国家标准》,医学院校必须积极开展以学生为中心和自主学习为主要内容的教育方式和教学方法改革,学校借鉴对分课堂理念,创新实施"三、三、三"制教学模式。该模式将课堂时间动态划分为教师理论讲授(约1/3)、学生自主学习(不少于1/3)、小组实践练习(不少于1/3)三个模块,在"组织学与胚胎学""内科学""医学微生物学"课程先行试点,通过增强师生互动和实践比重,有效激发留学生主动学习意识,形成具有东盟医学教育特色的教学改革模式。

教学模式分为教师理论授课、留学生自主学习和留学生课堂练习三个环节。教师理论授课环节,主要讲解重难点,帮助留学生构建知识体系,如"组织学与胚胎学"课程将具有相似性器官结构的内容进行整合,"医学微生物""内科学"课程注重将基础知识和临床内容进行有机融合。留学生自主学习环节,教师向留学生提供学习资料引导留学生有计划地开展自主学习,并及时解答留学生学习过程中遇到的问题,保证留学生自主学习质量。在留学生课堂练习环节,留学生组成学习小组围绕某个问题进行讨论和交流,并进行PPT汇报,教师对留学生的汇报进行点评,引导留学生进一步思考。

### (二)"三、三、三"制教学模式的效果

#### 1. 留学生成绩情况

比较不同教学组别课程成绩以评价实施效果。应用SPSS 20.0软件对数据进行分析处理,组间计量资料比较采用$t$检验,计数资料采用$\chi^2$检验,以$P<0.05$表示差异具有统计学意义。实施"三、三、三"制教学模式组的留学生成绩与实施传统教学模式组相比,最高成绩和最低成绩均有所提升,平均成绩和及格率差异虽不具有统计学意义($P>0.05$),但有上升趋势,可能与留学生规

模不大、实施“三、三、三”制教学模式时间短有关(表 7.1)。

**表 7.1　不同教学组别考试成绩比较**

| 分组 | “三、三、三”制教学模式组 | 传统教学模式组 | $t/\chi^2$值 | $P$ 值 |
|---|---|---|---|---|
| 人数($n$) | 75 | 90 | | |
| 最高成绩/分 | 91 | 83 | | |
| 最低成绩/分 | 45 | 42 | | |
| 平均成绩/分 | 70.81±10.19 | 70.10±9.92 | 0.454 | 0.65 |
| 及格率/% | 90.67 | 87.78 | 0.351 | 0.553 |

### 2. 留学生评价情况

通过调查问卷了解留学生对各个教学过程和总体效果的反馈和评价,共回收有效问卷 60 份。调查结果显示,在教学实施各环节方面,PPT 展示满意度最高,表示“非常满意”和“满意”的留学生占 58.34%;教师的英语水平满意度最低,表示“非常满意”和“满意”的留学生占 28.33%(表 7.2)。在教学模式的总体效果满意度方面,表示“非常满意”和“满意”的留学生占 53.34%(表 7.2)。在提升留学生各项能力认同度方面,提升自主学习能力的认同度最高,表示“非常同意”和“同意”的留学生占 70%(表 7.3)。

**表 7.2　“三、三、三”制教学环节和总体效果评价情况**

| 评价项目 | 非常满意 | | 满意 | | 一般 | | 不满意 | |
|---|---|---|---|---|---|---|---|---|
| | 人数 | 百分比/% | 人数 | 百分比/% | 人数 | 百分比/% | 人数 | 百分比/% |
| 教师英语水平 | 2 | 3.33 | 15 | 25 | 27 | 45 | 16 | 26.67 |
| 自主学习资料 | 7 | 11.67 | 27 | 45 | 18 | 30 | 8 | 13.33 |
| 自主学习作业 | 5 | 8.33 | 29 | 48.33 | 20 | 33.33 | 6 | 10 |
| 小组讨论 | 7 | 11.67 | 25 | 41.67 | 23 | 38.33 | 5 | 8.33 |
| PPT 展示 | 13 | 21.67 | 22 | 36.67 | 20 | 33.33 | 5 | 8.33 |
| 总体效果 | 4 | 6.67 | 28 | 46.67 | 19 | 31.67 | 9 | 15 |

表 7.3 留学生各项能力提升评价情况

| 评价项目 | 非常满意 | | 满意 | | 一般 | | 不满意 | |
|---|---|---|---|---|---|---|---|---|
| | 人数 | 百分比/% | 人数 | 百分比/% | 人数 | 百分比/% | 人数 | 百分比/% |
| 能提高学习兴趣 | 7 | 11.67 | 26 | 43.33 | 19 | 31.67 | 8 | 13.33 |
| 能提高自学能力 | 9 | 15 | 33 | 55 | 12 | 20 | 6 | 10 |
| 能加深知识的理解 | 7 | 11.67 | 25 | 41.67 | 21 | 35 | 7 | 11.67 |
| 能提高表达能力 | 5 | 8.33 | 29 | 48.33 | 19 | 31.67 | 7 | 11.67 |
| 能提高合作能力 | 6 | 10 | 24 | 40 | 26 | 43.33 | 4 | 6.67 |

### (三)“三、三、三”制教学模式优化策略

#### 1. 语言方面

调查结果显示,留学生对教师的英语水平满意度最低,语言问题成为开展“三、三、三”制教学模式的最大障碍。为提高教师的英语授课水平,一方面学校应重视教师的医学专业英语和日常英语培训,可以通过开展口语培训、选派教师赴境外参加医学教学培训等方式提高授课教师的英语水平;另一方面,教师本人应注重提高英语听说能力,并在日常教学中,与留学生多交流和沟通。

#### 2. 教学设计方面

“三、三、三”制教学模式转变了师生在教学中的角色,教师要作为一个优秀的引导者促进留学生自主学习,这种教学模式对教师的知识储备、教学观念和教学方法提出了更高的要求。教师需要确定适合各教学环节的教学内容;提供适合留学生自主学习的资源;掌握多种教学方法和信息化教学手段;拓宽知识面。因此,教师要不断自我学习,多与同行及相关专业教师交流;教学管理部门应开展教学方法培训,并鼓励教师进行教学改革。

#### 3. 教学设施方面

“三、三、三”制教学模式需要依托信息化教学载体,且互动式教学占课程的三分之一,桌椅固定的教室、网速慢、教学计算机配置低制约了这种教学模式的有效开展。高校应加大对教学设施方面的投入,建设桌椅组合灵活,信息技术和教学设备先进的智慧教室。

### (四)讨论

“三、三、三”制教学模式采用多元化的教学方法和互动式教学方式,以留学生为中心,提高了留学生的自主学习能力,突出了留学生在教学中的主体地位,帮助留学生找到学习的动力与乐趣,取得一定效果。

随着教师水平的提升和教学设施的优化,“三、三、三”制教学模式将不断完善,为留学生教育事业带来多方面的积极影响。在教学质量方面,更加科学合理的教学模式将使课堂更加生动有趣,提高留学生的学习效果和综合素质,为培养具有国际竞争力的医学人才提供有力支持。在教师发展方面,通过参与教学模式的改进和创新,教师们将不断提升自身的专业素养和国际视野,成长为具有影响力的国际医学教育专家。在文化交流方面,留学生与教师在教学过程中的互动交流将更加顺畅,促进不同文化之间的理解和融合,为构建多元文化的学习环境奠定基础。

## 二、全英教学多元化考核评价体系构建的实践与探索

### (一)来华留学生考核体系现状

(1)考核方式单一,以闭卷笔试的期末终结性考试为主,考试结束即标志着该门课程教学的结束,导致留学生平时课堂出勤率低,考试前才突击学习,学习效果差,只是为了应付考试而学习。由于考试后无相关反馈机制,留学生对于学习上的问题得不到解决,部分留学生甚至多次补考或重修不通过。笔试不能反映留学生的口头表达能力和随时应变能力,而留学生在今后的职业生涯中,经常需要与患者及其家属进行沟通,需要具备较强的口头表达能力和临场应变的能力。

(2)考核内容多以孤立的知识点为主,主要考查留学生对于知识点的记忆情况,无法反映留学生对知识的综合分析能力和求知时的探索能力。在现行的考核体系下,留学生只学习到了这个知识“是什么”,而无法了解“为什么”,对于今后如何将所学的知识,特别是如何将基础医学知识与临床医学知识相结合应用于实际工作,几乎一无所知。而目前世界主流的医师资格考试都重点考察综合运用知识和系统分析问题的能力,因此,当留学生毕业后参加欧美国家或生源国的医师资格考试时,成绩不理想。

### (三)构建多元化考核评价体系的必要性

根据全球医学教育最低标准(global minimum essential requirements in medical education, GMER),医学毕业生必须具备坚实的医学科学知识,能够应用这些知识解决医疗问题,具有适应临床工作上各种变化的能力,具有综合表达能力,在职业活动中表现出批判性方法、有根据的怀疑、创造性和以研究为导向的态度,能够应用科学思维并基于不同来源的相关信息识别、阐明和解决病人的问题。多元化评价考核体系是指采用多种方式的考核、考核模式和方法的综合评价体系。多元化考核体系的构建是方法学问题,其核心是建立一套有效的评价和质量保证体系,与课程体系、教学内容、教学方法和教学过程密切相关。若继续沿用传统的考核评价体系,留学生将忽视平时学习积累的重要性,不利于培养留学生良好的学习习惯,教学质量难以保证。

因此,在全英教学中构建多元化考核体系,有助于激发留学生学习兴趣,引导留学生掌握正确的学习方法,保障教学质量,努力培养出能适应全球化要求的,有国际意识、国际交往能力,能够进入国际医疗服务市场的高素质医学人才,对提高地方医学院校医学教育国际合作与竞争能力具有重要意义。

### (四)多元化考核评价体系实施方案

选取部分全英课程作为试点,构建多元化考核评价体系,考核项目包括考勤及课堂表现、平时作业、小测验、实践考核、期中考试及期末考试。提高过程性评价项目占比,原则上期末考试占比不超过60%,各考核项目具体构成占比见表7.4。

**表7.4 试点课程考核评价项目构成占比** %

| 课程名称 | 考勤及课堂表现 | 作业 | 小测验 | 实践考核 | 期中考试 | 期末考试 | 合计 |
|---|---|---|---|---|---|---|---|
| 病理学 | 10 | 10 | 10 | 10 | 20 | 40 | 100 |
| 诊断学 | 5 | 10 | 20 | 20 | 0 | 45 | 100 |
| 内科学 | 8 | 5 | 15 | 12 | 0 | 60 | 100 |
| 外科学总论 | 2 | 6 | 16 | 6 | 20 | 50 | 100 |
| 外科学 | 2 | 20 | 8 | 10 | 0 | 60 | 100 |

续表 7.4

| 课程名称 | 考勤及课堂表现 | 作业 | 小测验 | 实践考核 | 期中考试 | 期末考试 | 合计 |
|---|---|---|---|---|---|---|---|
| 儿科学 | 5 | 20 | 5 | 10 | 0 | 60 | 100 |
| 耳鼻咽喉科学 | 5 | 10 | 10 | 15 | 0 | 60 | 100 |

**1. 考核形式**

考勤及课堂表现包括小组学习讨论、PPT 汇报；平时作业包括病历书写、病例分析报告、小论文、拍摄操作视频等；小测验以笔试或病例讨论为主；实践考核为各项操作考核；期中及期末考试为笔试或人机对话。

**2. 考核内容**

考勤及课堂表现主要考查留学生是否按时出勤、是否积极参与小组学习讨论及 PPT 汇报，旨在帮助留学生养成良好的学习习惯，提高留学生自主学习能力；平时作业的病历书写主要根据候选患者的问诊及查体结果，参照病历书写格式撰写，考查留学生的临床思维能力；病例分析报告以一个教学大纲所列疾病病例为讨论点，要求留学生对疾病的诊断、病因病机、诊疗原则等内容进行分析，考查留学生的综合分析能力、理论联系临床实际能力；小论文主要是围绕某个知识点查阅文献，要求留学生对最新研究进展进行综述，旨在培养留学生的科研素养和自主学习能力；拍摄操作视频及实践考核主要考查留学生动手能力及临床基本操作掌握情况；小测验、期中及期末考试参照我国、欧美国家或生源国执业医师资格考试内容设计考试题目，增加病例分析等开放式题目比例，注重考查留学生的临床知识应用和整合能力。

**3. 实施过程**

试点课程结合本课程教学特点，参照学校关于考核评价相关管理制度，制定符合留学生实际情况的考核评价体系，首先在教研室内部集体讨论通过后，报所属二级学院审核，经学校教学管理部门审定后，于课程初期向留学生公布考核方案，明确考核形式及内容。教学过程中，各授课教师如实记录考核项目开展情况，并分析小结，在实施过程中如出现问题，及时与教学管理部门反馈沟通。教学管理部门定期收集试点课程考核实施情况小结，并组织督导专家对考核项目进行督导和提供参考意见，不断完善考核内容，使考核评价体系更加合理、科学,以达到提高教学质量、帮助留学生自主学习和提高学习效果的目的。

### (四)多元化考核评价体系实施效果

试点课程开展多元化考核评价体系后,留学生出勤及课堂纪律得到改善,课堂讨论及 PPT 展示环节能充分发挥留学生活泼、表现欲强的特点,激发了留学生的学习兴趣,调动了留学生学习的积极性,使留学生的学习变被动为主动。由于考核评价体系中,过程性评价项目占比较高,考核项目贯穿整个学习阶段,留学生需要利用平时业余时间自主学习,认真对待每个考核项目,有助于培养留学生良好的学习习惯和提高留学生的自律性,摒弃了以前平时不努力学习,期末考试前临时抱佛脚的不良学习习惯。每个考核项目结束后,师生均可从考核结果得到反馈,促进了教学相长:教师可以根据留学生的考核情况,完善和调整教学方法和教学进度;留学生可以根据考核成绩了解知识点掌握情况,及时查漏补缺。留学生对部分考核项目评价结果显示(表 7.5),考勤/课堂表现考核项目中的 PPT 展示考核满意度最高,表示“非常满意”和“满意”的留学生占 58.34%;作业考核项目满意度为 56.66%;考勤/课堂表现考核项目中的小组学习讨论考核满意度最低,表示“非常满意”和“满意”的留学生占 53.34%。

**表 7.5 部分考核项目评价情况**

| 评价项目 | 非常满意 | | 满意 | | 一般 | | 不满意 | |
|---|---|---|---|---|---|---|---|---|
| | 人数 | 百分比/% | 人数 | 百分比/% | 人数 | 百分比/% | 人数 | 百分比/% |
| 考勤/课堂表现(PPT 展示) | 13 | 21.67 | 22 | 36.67 | 20 | 33.33 | 5 | 8.33 |
| 考勤/课堂表现(小组讨论) | 7 | 11.67 | 25 | 41.67 | 23 | 38.33 | 5 | 8.33 |
| 作业 | 5 | 8.33 | 29 | 48.33 | 20 | 33.33 | 6 | 10 |

### （五）结语

在全英教学模式下建立科学合理的多元化考核体系，能产生双重促进作用。从教师层面看，考核中增加的师生互动环节倒逼教学改革。教师为完成情景模拟、案例讨论等考核任务，需要频繁使用英语进行交流指导，这种实践既提升了语言应用的流利度，也促使他们调整教学方式，增强了课堂的互动性和亲和力。从学生角度看，新型考核方式改变了传统应试模式。通过角色扮演、小组辩论等参与式评估活动，学生不再被动应付考试，而是主动探索知识，这种转变有效激发了学习热情，培养了自主规划学习进程和反思学习成果的能力。

要完善该考核体系，需把握三个改进重点：首先，在考核形式上应平衡过程考核与期末考核的比重，建立从基础知识掌握、专业技能训练到临床思维发展的分阶段评估机制；其次，在考核内容上要突出临床实践导向，增加病例分析、医患沟通等情景考核项目，帮助学生将理论知识转化为解决实际问题的能力；最后，在能力培养上要强化科研思维训练，通过设置课题研究考核模块，引导学生将基础医学知识与临床实践相结合，提升综合分析能力和创新潜质。这种考核评价体系的创新，形成了教学改进、学习过程、质量监控相互促进的良性循环，为来华留学生教育提供了切实可行的改革方案。

## 第二节 师资队伍国际化的改革与实践

伴随我国综合国力提升与国际影响力扩大，医学来华留学生教育呈现规模化、高层次化发展趋势。这种教育国际化转型对医学教育质量提出了双重挑战：既要培养具备国际岗位胜任力的医学人才，又要通过教育输出推动中国医学教育标准国际化。而实现这一战略目标的根本保障，在于构建一支兼具专业造诣、跨文化交际能力与国际视野的师资队伍。

为适应临床医学专业（英语授课）国际化人才培养需求，广西医科大学针对临床师资队伍现状开展系统性改革。临床医学院教师群体面临双重挑战：一方面需承担繁重的临床诊疗工作，另一方面需承担40%的专业课程教学任务。由于多数教师存在英文口语表达障碍及中式思维固化等问题，其授课效果与留学生培养标准存在显著差距。传统境外全英文教学培训存在经费限制、名额稀缺等瓶颈，且主要面向已具备一定英文授课能力的教师，难以覆盖临床一线教学中亟须提升基础英语授课能力的师资群体。

针对这一困境，学校创新构建"临床+英语"双轨并行的师资培训体系：一方面探索建立适合各教研室的模块化全英文授课能力提升方案，通过情景模拟、案例研讨等方式强化医学英语思维转换；另一方面率先引入英语标准化病人（SP）参与临床教学实训，在教师培训中创设真实诊疗语境，有效促进医学专业知识与英语应用能力的深度融合，取得一定效果，为地方医学院校师资队伍国际化建设提供参考。

## 一、全英文授课临床师资初级培训模式实践

### （一）对象与方法

#### 1. 研究对象

以承担全英文授课任务的临床医师为研究对象，纳入标准：①完整地参加培训全部课程，培训期间无请假或缺勤；②参加了培训前授课考评和提交了培训后调查问卷。将符合纳入标准的20名学员作为研究对象，从事专业为内科学（$n=15$）及儿科学（$n=5$）。

#### 2. 培训方法

培训的导师由英文水平良好的高级职称临床教师以及英文专家组成，培训过程不是单纯教英文也不是单纯传授医学教育方法，目的是要学员学会如何在全英文临床教学中用英文进行有实际意义的交流。培训原则：①培训全程以英文为主；②强调以学员为中心，重点培养学员的自学能力，导师只作为教学活动的组织者、监督者和引导者；③听说训练为主、兼顾读写，要设计课堂、医院的情景教学，强调实践；④通过轻松活泼、灵活多样的学习形式，寓教于乐，激发学员的学习兴趣。培训共分为6个模块，共计9学时，要求学员投入18学时的自学，用于巩固培训所学知识，并运用到实际教学中。具体的培训安排见表7.6。

表 7.6　全英文授课临床师资初级培训安排

| 课程名称 | 主要内容 | 教学目标 | 学时 |
| --- | --- | --- | --- |
| 专业课试讲与点评 | 每位学员先进行 15 min 试讲,然后由培训导师进行评价 | 了解学员的教学能力和英文水平,为培训课程内容设计提供参考依据,使培训更有针对性 | 1.5 |
| 英语语音基本知识 | 系统讲解英语语音知识和发音技巧,练习容易发音错误的常用单词 | 掌握英语发音基本规律,熟悉常用单词正确发音 | 1.5 |
| 课堂、医院、考场英文习惯用语及听说训练 | 讲解课堂、医院、考场等特定环境中的常用英文单词和句型。练习课堂、医院特定情境中英文常用句式的听力和口语表达。介绍香港中文大学医学专业英文师资培训情况 | 掌握教学、医院、考场等特定环境中的常用英文单词和句型 | 1.5 |
| 英语标准化病人模拟查房 | 练习医院查房特定情境中英文常用句式的听力和口语表达 | 掌握医院查房特定情境中英文常用句式的听说能力 | 1.5 |
| 全英文课件制作 | 以若干个在医学专业英文授课大赛上获奖的全英文课件为范本,讲解制作全英文课件的方法、技巧及注意事项 | 熟练制作规范、精美的全英文课件 | 1.5 |
| 全英文医学教学中的文化冲突及化解 | 根据临床医学(英语授课)专业来华留学生生源国分布情况,介绍主要生源国的文化特点,讲解文化冲突出现的原因和化解对策 | 掌握文化冲突化解方法,熟悉临床医学(英语授课)专业来华留学生主要生源国的文化特点 | 1.5 |

### 3. 效果评价方法

学员培训结束后填写调查问卷,调查问卷包括对培训 6 个模块课程设置进行评价以及撰写培训的体会与建议。课程设置评价包括优、良、中、合格和不合格 5 个等级,学员结合培训实际客观进行评价。

### (二)结果

学员对6个模块课程设置评价均为优,培训体会及建议包括:培训的理念很好,有实用价值,希望多开展此类培训;增加全英文课件制作的内容,介绍如何调动课堂气氛的方法,增加实战培训环节。

### (三)讨论

目前,广西医科大学要求全英文授课教师需接受相关培训,培训体系采用“三级递进”模式:第一层次为初级培训,主要由教研室负责,培训对象为全英文授课经历三年以内的教师;第二层次为中级培训,培训形式为教育部主办的来华留学英语师资培训班(医学)和校内工作坊式的全英文教学技能培训,培训对象是已经具备一定全英文授课能力的老师;第三层次为高级培训,培训形式为境外全英文授课能力培训,培训对象是已参加初级、中级培训且近三年获得“最受欢迎全英教师”荣誉称号者。

现实的困境是临床医学院各教研室层面对全英文授课教师培训的能力与动力不足。全英文授课经验较少的教师在教学方面存在的主要问题是:①英语发音不标准,课堂、医院等特定情境下的英文表达不规范,带有明显的“中式英文”特征;②全英文课件基本上都是冗长的英文段落,缺少形象生动的图片和动画;③临床医学专业(英语授课)来华留学生主要来自印度、斯里兰卡、尼泊尔等国家,与我国文化差异较大,且英语发音与英式英语或美式英语差距较大,全英文授课经验较少的教师由于英语水平不高,缺乏对上述国家文化的了解,在发生文化冲突时不能很好化解,在交流方面常常出现障碍,严重阻碍了知识的正常传授过程。

为了应对这些挑战,学校在充分借鉴境外医学专业全英文教学师资培训经验以及教育部来华留学英语师资培训班课程设置的基础上,结合本校学员的实际水平和临床医学(英语授课)专业来华留学生对全英文教学的反馈建议,制定了更具针对性的培训内容。新的培训内容涵盖了英文语音、课堂及医院特定情境下习惯用语、全英文课件制作以及文化冲突与化解等方面。同时,为了减少对教师临床工作的影响,培训时间被安排在晚上,这极大地提高了学员参加培训的积极性,培训效果也得到了较好的反馈。

学校计划在现有的培训内容基础上,进一步增加授课练习及点评、调动来华留学生学习积极性的教学方法，以及全英文课件制作等更具实践性的培训内容。通过这些改进措施，希望能够更全面地提升教师的全英文授课能力，更好地满足来华留学生的学习需求，从而推动广西医科大学医学教育的国际化发展，为培养更多具有国际竞争力的医学人才做出贡献。此外，学校还将积极推广这一培训模式，使其在临床医学院各教研室得到广泛应用，形成一个良性循环，不断提升全校乃至更大范围内的医学教育国际化水平。

## 二、英语标准化病人在临床医学专业（英语授课）师资培训中的应用

### （一）受培教师的特点

受培教师全部具备副高级及以上职称，来自临床医学各个专业，均为从事临床医学（英语授课）教学的一线教师。英语口语方面，能够流利的用英语讲述本专业的医学内容，但是部分表述方式还带有中国式思维；听力方面，可以听懂本专业的医学词汇，但是听力内容如果为其他医学专业、语速快或带有口音，就会难以听懂。

### （二）英语 SP 的培训

#### 1. 英语 SP 的选择

根据受培教师特点，共选择了 6 名英语 SP，2 名是来自尼泊尔的医学留学研究生，4 名是来自印度的临床医学本科留学生。2 名留学研究生目前均在临床轮转，英语发音标准，医学知识掌握牢固。4 名本科留学生还在学习基础医学，临床医学知识了解不多，英语带有印度口音。

6 名留学生均为自愿报名，男女各占一半，对医学学习有浓厚的兴趣。在日常学习中，由于从事临床医学（英语授课）教学的一线教师工作繁忙，且存在语言沟通和文化差异的问题，留学生与教师的交流少，特别是讨论医学问题的机会不多。他们希望通过参加这样的培训，能够加深对医学知识的了解；在与受培教师互动中，提高临床思维能力，学习基础知识与临床知识的融会贯通，掌握理论知识与临床实践的知行合一。

#### 2. 剧本选择

受培教师分别来自妇科、产科、儿科、皮肤科、结直肠肛门外科、肾病科、重

症医学科、化疗科和神经内科,剧本为每门学科的常见疾病症状、体征,辅助检查和健康宣教。剧本均来源于临床真实病例,针对不同的英语 SP,剧本内容侧重点不同。对于留学研究生,由于他们正在医院各科室轮转,接受与中国医学生相似的住院医师规范化培训,对临床工作非常熟悉,剧本内容除了常规的疾病症状陈述外,讨论辅助检查结果和医患沟通占主要部分,旨在提高受培教师运用日常英语讲解专业术语、讨论诊疗方案、处理医疗纠纷和临场应变能力。对于临床医学专业本科留学生,由于他们对基础医学和预防医学知识记忆深刻,剧本内容侧重于对发病机制和疾病转归的讨论以及健康宣教,旨在帮助受培教师提高讲解医学基础知识的教学水平,提高运用通俗易懂的英语讲解促进健康知识的能力。

**3. 培训 SP 过程**

留学研究生由于经常接触病人,经过简单指导便能达到 SP 的要求。本科留学生还未学习临床医学知识,需要重点培训。培训过程主要分为两个阶段:第一阶段为剧本讲解,即讲解疾病的主要症状和模仿要点,培训学时为 1 学时;第二阶段为模仿指导,即留学生扮演病人,教师扮演医生,根据剧本进行多次练习,教师在练习过程中指导留学生如何表演得更真实,不断提高留学生的模仿能力。

6 名留学生熟练掌握剧本内容,学会模仿疾病症状后,由临床医学专家和英语专家组成的培训小组向留学生讲解在 SP 应用过程中给受培教师评分的要求,鼓励受培教师多开口表达的方法,以及纠正部分留学生印度口音较重和语速较快的问题。

### (三)英语 SP 的应用

采用模拟门诊形式,受培教师扮演医生,英语 SP 根据剧本向受培教师讲述发病过程,模仿症状。受培教师需要对英语 SP 进行问诊,简单的体格检查,解释辅助检查结果,提出初步的治疗方案,同时现场书写一份英文病历,包括主诉、体格检查、初步诊断和医嘱。问诊结束后,英语 SP 即对受培教师的英语水平、沟通能力进行评价。

由英语水平高的临床医学专家和英语专家共同组成的培训小组全程参与,详细记录英语 SP 和受培教师的表现情况,并对英语 SP 的模仿与沟通能力、受培教师的英语语言运用能力和医学专业知识表达能力进行评价,培训结束后向英语 SP 和受培教师反馈改进意见。

### (四)培训效果评价

采用调查问卷的方式对培训效果进行评价。结果表明,受培教师对英语 SP 用于英语授课师资培训表示认可,认为这种方式能有效提高公共英语和医学英语的听说能力。在 SP 的选择上,具备一定医学知识及语音标准的留学生是最好人选。

### (五)讨论

SP 是指从事非医技工作的正常人或轻症患者,经过专业培训后,能够精准再现特定疾病的临床症状、病史和(或)体征。他们在接受临床检查时,可以稳定且逼真地模拟真实临床情境,具有扮演患者、充当评估者和教学指导者三重功能。

目前,英语 SP 在留学生临床教学和考核方面应用较为广泛,涵盖医学见习课教学、临床技能考试、实习前强化训练、医患沟通技能培养等多个领域。但在临床医学专业(英语授课)师资培训中的应用尚处于空白状态。鉴于大部分承担该专业教学任务的教师,同时肩负临床实习带教和医疗工作,仅培训其英语课堂教学能力已无法满足实际工作需求。随着我国对外开放战略的深入推进,来华就医的国际患者数量逐渐增加,境外医疗支援工作也日益频繁,临床医师在工作中使用英语与患者或同行交流成为必然要求。而当前的教学能力培训模式主要是受培教师先准备好讲课内容,随后由英语水平较高的医学专家、英语专家和留学生进行点评与示范,但受培教师缺乏足够的用英语进行现场交流的机会。

在此背景下,将英语 SP 引入临床医学专业(英语授课)师资培训中具有重要意义。受培教师必须能够听懂英语 SP 的症状描述,随时对英语 SP 提出的问题进行专业讲解,这无疑能进一步提升受培教师的英语应用能力,为日后开展涉外医疗工作奠定坚实基础。

本校医学留学生性格活泼,思维活跃,善于模仿,且经常参与医学情景剧等角色扮演活动。基于此,培训医学留学生作为英语 SP,可作为医学第二课堂的重要组成部分加以开展,这不仅有助于他们加深对临床医学知识的理解,还能增加他们与教师深入交流的机会。双方可以此为平台,互相学习,共同成长。

未来,学校将扩大英语 SP 培训规模,进一步加强对 SP 的训练。这将有助于提升临床医学专业(英语授课)师资培训的整体效果,为培养具有国际竞争力的医学人才提供有力支持,同时也为推动医学教育国际化进程贡献力量。

# 参考文献

[1]全国政协经济委员会新质生产力研究课题组.新质生产力的理论贡献、内涵特征和发展路径[N].人民日报,2024-07-17(9).

[2]任平.以新质生产力强劲推动高质量发展[N].人民日报,2024-04-09(1).

[3]王晓晖,黄强.以发展新质生产力为重要着力点推进高质量发展[N].人民日报,2024-03-12(9).

[4]钟瑛,王璐.把握新质生产力的丰富内涵和实践要求[N].人民日报,2024-09-06(13).

[5]崔友平.马克思主义生产力理论的重大创新[EB/OL].人民网-理论频道,2024-03-20. http://theory.people.com.cn/n1/2024/0320/c40531-40199258.html.

[6]习近平经济思想研究中心.新质生产力的内涵特征和发展重点[N].人民日报,2024-03-01(9).

[7]刘志强.以发展新质生产力塑造高质量发展新优势[N].人民日报,2024-02-29(10).

[8]康凤云,邹生根.深刻把握新质生产力的科学内涵、鲜明特征与培育路径[EB/OL].人民网-理论频道,2024-05-24. http://theory.people.com.cn/n1/2024/0524/c40531-40242427.html.

[9]郭国祥,张海水.适应新质生产力发展的高校学科专业设置优化[J].国家教育行政学院学报,2024(8):34-42.

[10]张务农,胡蝶.发展新质生产力视域下的高等教育人才培养[J].北京教育(高教),2024(8):4-10.

[11]蒋丹,王恬."加快发展新质生产力·扎实推进高质量发展暨一流本科专业建设"高端论坛综述[J].四川师范大学学报(社会科学版),2024,51(4):194-196.

[12]龙宝新.高等教育赋能新质生产力的核心机理与行动路径[J].南京社会科学,2024,(7):122-132.

[13]张东亚.发展新质生产力背景下高等教育空间治理的目标形态、实践困境与路径优化[J].现代教育管理,2024(7):34-43.

[14]胡湘永,廖文和.新质生产力视角下产学研深度融合人才培养的创新模式与协同机制[J].南京社会科学,2024(8):142-149.

[15]邓军,何芬芬,王彩萍.发展新质生产力背景下高水平教师队伍建设:应为、难为、可为[J].中国大学教学,2024(8):4-9.

[16]陈劲,肖轶群.加快提升高校原始创新能力助力新质生产力发展[J].国家教育行政学院学报,2024(6):10-19.

[17]刘杰,陈倩,吴宗辉,等.新质生产力赋能康复医学人才培养:何以可能,何以可为?[J].保健医学研究与实践,2024,21(5):12-18.

[18]冯靖韵.基于新质生产力视域探讨医学人才队伍建设路径[N].山西科技报,2024-08-12(A08).

[19]王瑛琪,张佳韧,陆江宁,等.新质生产力下动物医学专业兽医师人才培养模式的探索与实践[J].山东畜牧兽医,2024,45(10):85-88.

[20]王露岚,彭树涛.高层次医学创新人才培养的理论思考和实践举措:基于国家科技奖的实证分析[J].复旦教育论坛,2024,22(2):114-120.

[21]郑海鸿,张瑛.新质生产力视角下医学院校生涯教育优化路径研究[J].中医药管理杂志,2024,32(16):191-194.

[22]易笑,肖垚.新质生产力背景下的创新医学人才培养路径探析[J].现代医院,2024,24(10):1611-1613,1617.

[23]范舜,谈在祥.人工智能背景下“新医科”建设的挑战与变革[J].中国高校科技,2019(7):56-59.

[24]滕红艳.健康中国战略背景下地方医学院校本科专业建设现状与对策研究:以广西某医学院校为例[D].南宁:广西医科大学,2019.

[25]严彦.地方本科院校教育评价改革路径探析[J].中国高等教育,2023(Z3):39-42.

[26]车先礼.聚焦内涵着眼长远持续推进学校事业内涵式高质量发展[J].山东教育(高教),2020(9):15-17.

[27]郭禹,高啸.新医科背景下地方医学院校服务区域经济社会发展探索[J].

江苏科技信息,2021,38(13):19-21.

[28]王教志,张翼,肖健,等.新一轮“双一流”建设背景下地方医学院校学科建设有效路径探析[J].温州医科大学学报,2024,54(1):74-80.

[29]商庆龙,杨琳丽,钟照华,等.地方医学院校本科人才培养的策略分析[J].基础医学教育,2020,22(3):229-231.

[30]王瑰曙.深化教育评价改革推进地方本科院校特色化发展[J].中国高等教育,2020(22):10-11.

[31]柳亮,罗利,蒋静娴,等.论地方医学院校人才培养的目标定位与特色发展:基于16所医学院校年度《本科教学质量报告》的分析[J].中国医学教育技术,2021,35(2):154-157.

[32]曾亮,王维.地方医学院校高质量发展的时代诉求与路径选择探究[J].医学与哲学,2022,43(14):11-14,37.

[33]杨应慧,邱其霖,陈俊.地方本科院校在推进教育公平中的责任与作为:以景德镇陶瓷大学为例[J].教育学术月刊,2018(11):57-64.

[34]范圣法,黄婕,张先梅,等.基于“产出导向(OBE)”理念的本科教学培养体系探究[J].教育理论与实践,2019,39(24):6-8.

[35]单彬.教育国际化背景下来华留学教育存在问题及对策研究[J].科教文汇,2017(2):141-143.

[36]张男星,张炼,王新凤,等.理解OBE:起源、核心与实践边界:兼议专业教育的范式转变[J].高等工程教育研究,2020(3):109-115.

[37]吕玉红,王璐,谷秀娟,等.地方院校医学科研课程教学模式创新及实践[J].基础医学教育,2022,24(10):741-745.

[38]单颖,姜东.翻转课堂在医学免疫学教学中的应用探索[J].中国免疫学杂志,2016,32(8):1222-1224.

[39]苏琰,李融,蒋斌.基于信息化的翻转课堂教学模式在免疫学检验技术课程中的设计研究[J].中国免疫学杂志,2018,34(2):270-273.

[40]于宁,王哲,井欢,等.对分课堂结合情境教学在病理学教学中的应用[J/OL].基础医学教育,2025(2):115-119

[41]冀燕丽,罗熊,陈建.基于OBE的教学大纲编制理论框架与实践应用研究[J].北京科技大学学报(社会科学版),2025,41(2):57-64.

[42]莫安胜,杨亚龙.基于故事教学法促进临床课程思政简易化:以外科学课

程为例[J]. 高教学刊,2025,11(6):189-192.
[43]王君,王磊,陶格斯,等. 医学微生物课程知识图谱构建及应用[J/OL]. 基础医学教育,2025(2):91-98.
[44]郝丹. 地方高校教材建设和管理质量提升路径探析[J]. 浙江万里学院学报,2024,37(6):101-106.
[45]许颖,郑海燕,陈丽娜. 智慧教育视域下应用型本科院校新形态一体化教材建设[J]. 计算机教育,2024(12):215-220.
[46]张红艳. 高校智慧教室建设与应用研究[J]. 中国教育技术装备,2024(9):41-43.
[47]何坤. 面向数字化转型的智慧教室的建设和应用思考[J]. 河北能源职业技术学院学报,2024,24(2):1-3,10.
[48]刘仙琦,云齐乐木格,殷兆丽,等. 教育数字化背景下医学融合实验教学体系探索[J]. 基础医学教育,2025(2):177-181.
[49]李文娟,刘晓杰,葛洪伟,等. 工程教育专业认证背景下网络工程技术类课程评价体系构建方法探索[J]. 物联网技术,2024,14(12):156-159.
[50]刘绮君,佟矿,张春辉,等. "金课"价值导向下课程评价指标体系构建与应用:以南方医科大学为例[J]. 医学教育管理,2022,8(4):383-389.
[51]王渊,藏伟进. 医学课程多元化考核评价体系的构建与思考[J]. 中国医学教育技术,2015(2):197-203.
[52]潘希丁,唐慕菲. 来华医学留学生教学培养的思考与探讨[J]. 安徽医药,2019,23(2):418-421.